세종의
허리
가우디의
뼈

지은이 이지환

1988년에 태어났다. 건국대학교병원 전공의 과정을 수료하고 국군강릉병원 정형외과 과장으로 복무한 후 현재 명지병원 정형외과 전문의로 근무하고 있다. 어려서부터 호기심이 많았는데 다른 분야보다 상상의 여지가 풍부한 문학과 역사를 특히 좋아했다. 눈에 보이는 현상 속에서 자그마한 단서를 찾아내고 그 이면에 숨겨진 이야기를 그리는 일에 큰 매력을 느낀다. 국내외 유수 학술지에 여러 편의 의학 논문을 발표했다. 그중에서 딥러닝 알고리즘을 이용한 골절 진단법과 《조선왕조실록》에 기록된 세종대왕의 증세를 통해 강직성 척추염을 추측하는 등의 내용이 큰 호응을 얻었다. 의학이 일반인에게 보다 더 유용하고 친근해지도록 다양한 학문과 접목하기 위해 노력 중이다. 또 의학을 바라보고 이해하는 새로운 시각을 대중과 공유할 수 있기를 바란다. 이 책은 이러한 노력의 결과물 중 하나다.

세종의 허리 가우디의 뼈

2021년 9월 23일 초판 1쇄 발행 | 2022년 10월 20일 초판 6쇄 발행

지은이 이지환
펴낸곳 부키(주)
펴낸이 박윤우
등록일 2012년 9월 27일 | 등록번호 제312-2012-000045호
주소 03785 서울 서대문구 신촌로3길 15 산성빌딩 6층
전화 02)325-0846 | 팩스 02)3141-4066
홈페이지 www.bookie.co.kr | 이메일 webmaster@bookie.co.kr
제작대행 올인피앤비 bobys1@nate.com

ISBN 978-89-6051-878-0 03510

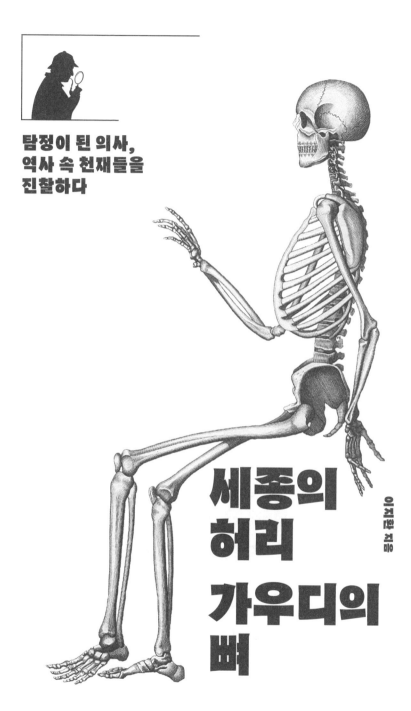

탐정이 된 의사,
역사 속 천재들을
진찰하다

세종의
허리
가우디의
뼈

이지환 지음

부·키

추천의 말

가우디는 어쩌다 듣도 보도 못한 독특한 건축물을 만들었을까? 인생의 깊이를 아는 도스토옙스키는 왜 도박에 빠졌을까? 모든 분야에 성실한 세종대왕이 어째서 신체 활동은 별로 하지 않았을까?

역사적 인물에 대해 현직 의사가 풀어내는 합리적인 '썰'들의 향연. 나같이 다 아는 듯 행동하지만 실상 깊이 아는 것은 없는 비전문가는 결코 쓸 수 없는 책이다.

작가는 자신을 셜록 홈스에 비유하지만 그의 이야기는 셰익스피어에 더 가깝다. 특정한 병으로 시작하는 썰들 속에서 단순히 위인으로만 알고 있던 이들의 인생사가 조금 더 다이내믹하고 입체적으로, 무엇보다 인간적으로 다가온다. 어느 때는 신체에 굴복하고, 어느 때는 그 한계를 뛰어넘어 펼쳐지는 인생 드라마에 누구라도 매혹될 수밖에 없다.

책을 읽고 나면 누구나 '나는 어쩌다 지금의 내가 되었는가'에 대해 생각하게 될 것이다. 어린 시절 나는 친구들에 비해 상대적으로 키도 크고 학교 대표를 할 정도로 운동을 좋아했다. 그런 내가 컴퓨터 게임과 책 읽기 같은 정적인 활동에 빠져든 게 다른 아이들과 키가 비슷해진 뒤부터였던 것은 단순한 우연일까? 감정 묘사보다는 데이터를 활용하는 내 글쓰기 스타일은 감각이 둔한 내 신체적 특성에서 기인한 것일까? 이렇듯 독자들은 자기 자신에게 질문을 던지게 된다. 이 책이 그 답을 명확히 줄 순 없지만 적어도 힌트 정도는 줄 수 있다. 물론 이런 생각이 돌고 돌아 내가 내린 해답은 단순하다.

"적당히 유명해야지. 너무 유명해지면 죽어서까지 사생활이 털리는구나."

_오후, 《우리는 마약을 모른다》《믿습니까? 믿습니다!》 저자

책의 피부를 가르며

:모든 의사는 홈스의 후배다

"이게 정말 재미있다고?"

여행을 앞두고 급하게 쓴 글이었다. 건축가 가우디의 작품과 습관, 스페인산 포도주 등을 통해 그가 어떤 질병을 앓았는지를 추리한 소고였다. 동료 의사들이 즐겁게 읽으리라 생각했는데 반응은 예상과 달랐다. 의학을 전혀 모르는 친구와 지인들이 추리 소설처럼 재미있다며 연재해 달라고 졸랐다. 실제 인물을 다루다 보니 더 몰입할 수 있었을 것이다.

의학은 한 편의 추리다. 의사는 통증이라는 사건을 안긴 가해자 질병을 탐정처럼 수색해 나간다. 이 작업은 상당히 흥미진진해서, 끔찍한 학업에 지쳐 앓는 소리를 하던 의대생도 희귀 환자 증례 시간에는 눈을 반짝인다.

사실, 모든 의사는 홈스의 후배다. 셜록 홈스를 탄생시킨 작가 아서 코넌 도일은 의사였고 그가 취직한 병원은 한산했다. 덕분에 부업으로 글을 쓸 수 있었다. 장르는 추리 소설로 정했다. 주인공은 어떤 사건도 순식간에 해결하는 천재 탐정이 좋겠다. 모델을 물색하기 시작한다.

코넌 도일은 스승 조지프 벨Joseph Bell 박사를 떠올렸다. 박사는 의미 없어 보이는 사건 사이에서 공통점을 찾아내는 능력이 탁월했다. 동료들이 진단을 내리지 못해 쩔쩔맬 때 박사는 어김없이 등장해 질병을 밝혀냈다. 그의 추리 실력을 선명히 보여 주는 일화가 있다. 박사는 다부진 체격에 다리가 퉁퉁 부은 환자를 만난다. 이미 동료 의사 여럿이 진단을 포기한 어려운 환자였다. 박사는 묻는다.

"스코틀랜드 고지의 육군 출신, 전직 장교시군요. 최근에 일을 그만두셨죠?" 그리고 덧붙였다. "파병지는 카리브해 바베이도스였고요." 정확했다. 환자는 놀란다. 옆에서 지켜보던 코넌 도일은 더 놀랐다. 어떻게 이런 신통한 추리를 할 수 있었을까? 도일은 물었고 박사는 답했다.

"그는 모자를 벗지 않은 채 예를 갖췄다네. 군대 장교식 인사지. 제대한 지 얼마 지나지 않아서 민간 사회 방식이 서툴렀던 거야. 힌트는 또 있다네. 그는 스코틀랜드 산자락 시골 억양을 썼어. 엘리트 코스를 거친 군인이 아닌 거라네. 그런데도 퇴직 나이를 꽉 채우고 제대를 했지. 해외 파병을 나가지 않는 이상 어려운 일이야." 박사는 설명을 이어 갔다.

"파병을 나갔다가 얼마 전에 전역한 스코틀랜드 출신 장교라는 걸 알았으니 다음은 쉽다네. 그의 다리는 코끼리처럼 부어 있었어. 그건 상피병象皮病이라네. 영국에선 몹시 보기 어렵지. 상피병은 바베이도스의 풍토병이거든. 스코틀랜드 육군이 지금 그곳에 주둔하고 있다네." 실리어 블루 존슨의 저서 《그렇게 한 편의 소설이 되었다》의 한 대목이다.

명탐정 셜록 홈스는 그렇게 탄생한다. 질병을 막힘없이 진단해 내는 의사를 모델로 했다. 셜록 홈스의 모델이 의사이니, 어쩌면 모든 의사는 홈스의 후배라고 할 수 있다.

의사가 질병을 진단하는 절차는 탐정이 범인을 찾아내는 것만큼 근본적인 행위다. 색소폰 연주자를 진료하는 이비인후과 전문의든, 발목 다친 소년을 마주한 인턴이든, 의사는 진단을 첫째로 한다. 국립과학수사연구원 의사도 마찬가지다. 사망에 이르게 한 원인을 탐색한다. 마치 신체를 탐구하는 탐정과 같다.

이 책은 의사의 핵심적인 일, 진단을 다룬다. 체험만큼 확실한 것은 없다. 고대서부터 대대로 내려오는 "환자에게 배워라"라는 격언도 있다. 필자와 독자는 탐정 같은 의사가 되어 질병을 진단할 예정이다.

환자로는 익숙한 위인을 모신다. 언어학자 세종대왕, 건축가 가우디, 소설가 도스토옙스키, 작곡가 모차르트, 철학자 니체, 과학자 마리 퀴리, 화가 모네와 로트레크와 프리다 칼로, 가수 밥 말리다. 모두 병약한 신체를 품고 놀라운 업적을 남긴 천재들이다. 이들은 생전에 적절한 진단이나 치료를 받지 못했다. 질병은 악질 범죄자처럼 이들을 괴롭혔다. 지금이나마 범인을 잡아 억울함을 풀어드리고자 한다.

이들 삶을 단서 삼아 탐정의 시각으로 질병을 잡아 보자. 그 과정을 통해 우리는 위인의 감춰진 삶을 만나게 되고, 그들의 새로운 모습에 새삼 또 반할 것이다. 건강에 관심이 있는 모든 이, 역사적 위인의 삶이 궁금한 탐험가, 추리 소설을 사랑하는 독자, 의학에 관심 있는 학생과 학부모는 물론이고 공부가 지루한 의대생과 업무에 치여 초심을 잃은 전공의에게도 이 책을 권한다.

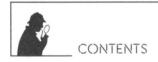

CONTENTS

6   들어가는 말_ 책의 피부를 가르며: 모든 의사는 홈스의 후배다

13   CHAPTER 1
     세종의 허리: 조선 최고의 리더가 운동을 싫어할 수밖에 없었던 이유

39   CHAPTER 2
     가우디의 뼈: 천상의 건축가는 왜 하필 해골 집을 지었을까?

61   CHAPTER 3
     도스토옙스키의 발작: 세계적인 대문호가 도박꾼이 된 사연

87   CHAPTER 4
     모차르트의 부종: 음악 신동의 사인은 질투인가 돼지고기인가?

113 CHAPTER 5
     로트레크의 키: 물랭 루주의 천재 화가는 왜 난쟁이로 태어났을까?

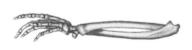
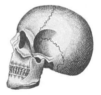

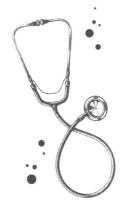

141   CHAPTER 6
        니체의 두통: 실존 철학의 선구자는 어쩌다 정신 병원에 입원했을까?

167   CHAPTER 7
        모네의 눈: 인상파의 거장이 추상화처럼 그릴 수밖에 없었던 까닭은?

195   CHAPTER 8
        프리다의 다리: 자화상의 대가는 왜 자기 자신을 붉은 과일로 그렸을까?

225   CHAPTER 9
        퀴리의 피: 노벨상 2회 수상 과학자가 정말 방사능의 위험을 몰랐을까?

257   CHAPTER 10
        말리의 피부: 희망을 노래한 레게의 대부는 왜 암을 방치했을까?

283   나가는 말_ 책의 피부를 봉합하며: 의사는 손톱을 기르지 않는다

288   주

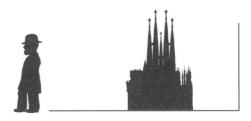

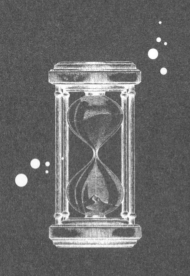

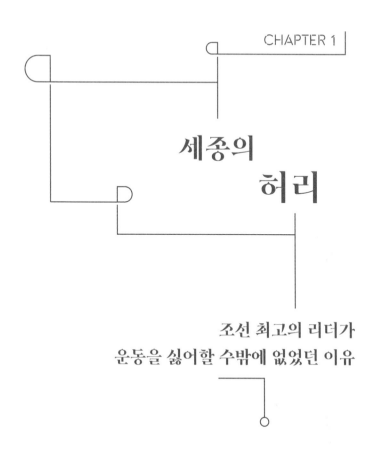

CHAPTER 1

세종의 허리

조선 최고의 리더가
운동을 싫어할 수밖에 없었던 이유

SCENE 1

세종에게 찾아온 낯선 통증

세종(1397~1450)에게는 낯선 통증이 있다. 그의 허리는 유리잔처럼 깨어지기 쉽고 대나무처럼 뻣뻣했다. 눈도 아팠다. 종종 모래처럼 까끌거렸고, 때로는 사람 얼굴을 구분하기 힘들 정도로 악화됐다. 치료를 위해 용하다는 온천을 찾아 전국을 다녔지만 마음만 답답할 뿐 통증은 여전했다.

통증이 꼭 나쁘다고 볼 수는 없다. 통증은 엄격한 보호자다. 가끔 봐줄 법도 하건만 통증은 살짝 베인 손끝에도 어김없이 찾아와 불쾌한 신호를 쏟아 놓는다. 이런 방식의 경고는 유용하다. 덕분에 우리는 칼을 다룰 때마다 매번 조심하게 된다.

하지만 통증은 친절하지 못하다. 통증은 "당신의 맹장에 균이 가득 차 터지기 직전이니 빨리 해결하라고 불쾌한 자극을 주는 중입니다"라고 설명해 주지 않는다. 우리는 그저 배가 몹시 아프고 식욕이 떨어질 뿐이다.

적절한 진단이나 치료를 받지 못했다는 점만 다를 뿐 옛사람들도 통증이라는 불쾌하고 원초적인 감각을 느꼈다. 세종도 마찬가지다. 피를 흘리고 고통을 감각했다. 세종의 통증에 대한 몇몇 연구가 있다. 어떤 연구는 세종이 피부병이나 임질에 걸렸다고 주장한다.[1] 다른 연구는 세종이 당뇨에 걸렸고 후추를 뿌린 듯 따끔거리는 눈 통증이 당뇨 합병증에 의한 것이라고 설명한다.[2]

세종의 병명은 무엇일까? 세종에게는 독특한 질병이 숨어 있었다. 그 질병은 오래된 벽지에 스며든 곰팡이처럼 몸 구석구석에 침투해 통증을 유발했다. 그리고 그의 삶도 바꿔 놓았다. 과연 세종에게 병이 있었는지, 있었다면 어떤 병인지 진단해 내려면 세종의 삶을 들여다봐야 한다.

SCENE 2

주홍 글씨가 새겨지다

세종은 유독 운동을 싫어했고 말타기를 기피했다. 오죽했으면 아버지 이방원은 이렇게 말하며 함께 사냥을 가자고 졸랐다.

> 주상(세종)은 사냥을 좋아하지 않으시나, 몸이 비중肥重하시니 마땅
> 히 때때로 나와 산책하고 운동해야 합니다. 문文과 무武, 어느 하나
> 만 집중하면 안 됩니다. 오늘 이 아버지가 운동을 한 수 가르쳐 드
> 릴까 합니다.[3]

세종의 운동 기피는 잘 알려진 이야기이기 때문에 넘어갈 수도 있지만, 꼼꼼히 들여다보면 이상한 점이 한두 개가 아니다. 세종의 업적은 이해하기 어려울 만큼 대단하다. 한글 창작부터 그렇다. 인간은 6000년 전부터 문자를 썼고 오랜 시간을 거쳐 변화해 왔다. 몇몇 문자는 수메르 점토판 기호처럼 잊혔고 어떤 문자는 라틴 알파벳처럼 긴 세대를 지나왔다.

한글은 예외다. 한글은 600년이란 짧은 시간을 거쳤다. 한 인물이 모방 없이 창작한 문자가 널리 쓰이는 사례는 전 세계에서 한글뿐이다. 유네스코는 세종의 업적을 기리며 문맹률 감소에 기여한 단체에 '세종대왕 문해상'을 수여하고 있다.[4] 이뿐 아니다. 세종은 정치, 법령, 규정, 예법, 음악, 농학, 점술 등 관심 분야가 넓었다. 박연과 함께 타악기 편경을 만들고, 장영실을 등용해 천문학과 공학을 발전시

켰다.

세종의 유일한 약점이라면 운동을 꺼렸다는 점, 하나다. 운동을 게을리한 왕이라는 꼬리표는 죄수에게 새겨진 주홍 글씨처럼 평생 따라다녔다. 사람들은 세종을 '고기를 좋아하지만 운동은 하지 않아 결국 비만한 몸을 갖게 된 왕'이라고 생각한다.

세종은 완벽주의자다. 관심을 갖지 않은 분야가 없었다. 그런 세종이 단순히 '하기 싫어서' 운동을 피했을까? 납득이 가지 않는다. 조선의 왕들은 바빴다. 세종이 왕위에 오른 뒤부터 운동을 피했다면 업무 때문이라 생각할 수도 있다. 그러나 세종은 왕자 시절부터 운동을 좋아하지 않았다.

조선은 '무'보다 '문'을 강조했다. 세종은 이런 분위기 때문에 무예를 멀리했을까? 그렇지도 않다. 세종은 무예를 등한시한 인물이 아니다. 그는 강무講武를 중요시했다. 강무는 바쁜 농경기를 피해 봄과 늦가을에 열리는 대규모 군사 훈련이다. 세종은 자주 강무에 참여했다. 친히 전국을 돌며 군사를 격려하고 국방력을 점검했다.[5]

세종이 운동을 꺼린 이유는 바쁘거나 관심이 없어서가 아니다. 더구나 조선은 칼로 세워진 나라다. 조선을 건국한 이씨 왕조는 말타기를 즐겼다. 세종의 할아버지인 이성계는 8필의 명마를 갖고 있었고 사냥이 취미였다. 세종의 아버지 이방원(태종)과 세종의 삼촌 이방과(정종)도 사냥을 즐겼다. 세종의 큰형 양녕대군은 빡빡한 세자 수업을 받으면서도 승마를 빼놓지 않았다. 세종의 아들인 문종과 세조는 조선 시대 인기 스포츠인 격구를 사랑했다.

가족 모두가 즐기는 사냥을 혼자 싫어할 이유가 없고, 굳이 운동

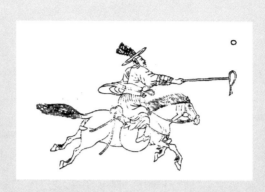

격구는 말을 탄 채 숟가락처럼 생긴 막대기로 공을 쳐서 상대 방 문에 집어넣는 놀이다. 조선 시대에는 무예의 한 과목으로 인정되어 크게 유행하였고 여성들도 많이 즐겼다고 한다.

을 피해 아버지께 밉보일 이유도 없다. 세종도 운동광 할아버지에게 자신의 승마 솜씨를 뽐내고 싶었을 것이고, 장성한 자식과 함께 격구를 즐기고 싶었을 것이다.

　그런데 세종은 왜 운동을 하지 않았을까? 관심을 두지 않은 분야가 없고, 완벽주의자이며, 전국을 돌며 친히 강무에 참여한 세종이다. 문자까지 만들어 낸 한반도 역사상 최고의 천재 세종이 왜 자신의 신체에는 그다지 관심을 갖지 않았는지 의구심이 든다. 조선 시대에 헬스 트레이너가 있었다면 "대왕께서는 '운동이 약이다'를 외치며 스쿼트와 데드리프트를 하시라"고 종용했을 것이다.

그의 병을 지켜본 유일한 목격자

이해할 수 없는 행동 배경에는 저마다 이유가 있기 마련이다. 혹시 세종은 심한 병을 앓지 않았을까? 세종에게는 고질적인 병이 있었고 병 때문에 통증이 심해서 운동을 할 수 없었다... 그렇다면 그가 운동을 기피한 이유가 납득된다. 과연 세종은 어떤 병을 앓았던 것일까? 궁금하다. 병은 악질 범인처럼 자백하는 법이 없다. 범인을 잡는 일은 언제나 구미가 당긴다. 위대한 왕을 괴롭힌 질병을 색출해 보자.

사망 사건에는 가해자와 목격자만 남는다. 대왕께서 돌아가신 지 600년이 지났다. 세종을 괴롭힌 질병에 대해서는 기록된 자료만이 유일한 목격자다. 섬세한 증거 수집이 필요하다.

질병은 때때로 환자의 외모를 바꿔 놓는다. 어떤 병은 얼굴을 달처럼 둥글게, 목덜미를 들소처럼 두껍게 만든다. 척추 후만증 환자의 허리는 낙타 혹처럼 둥글고, 갑상샘 항진증은 눈을 돌출시키기도 한다. 세종은 오랜 시간 질병을 앓았다. 세종을 괴롭힌 질병도 그의 외모를 바꿔 놓았을지 모른다. 세종의 의복과 초상화 기록을 찾아보자.

《상방정례尙方定例》는 조선 상의원에서 궁중 의복 차림과 쓰임에 대해 기록한 도서로, 왕실 옷가지와 물품이 정갈히 기록돼 있다. 이 기록을 통해 어느 왕이 옷을 꼭 맞게 입고 누구는 크게 입었는지, 머리가 작고 다리가 길어 모델로 적합했던 왕은 누구인지, 허리에 찬 옥대의 평균 둘레는 얼마인지 추측할 수 있다. 그러나 안타깝게도 이는 조선 21대 왕인 영조 때부터 기록되어 있어, 조선 4대 왕인 세종의 자료는 없다.

왕의 체형을 알 수 있는 다른 도구로 왕의 전신 초상화, 어진御眞이 있다. 기록이나 조상 숭배, 혹은 도덕적 가르침을 목적으로 많은 어진이 제작되었다. 세종도 어진을 남겼다는데 안타깝게도 임진왜란 때 많은 어진이 분실되거나 훼손됐다. 세종의 어진도 이때 소실되었다. 우리에게 익숙한, 지폐에 등장하는 세종대왕의 초상화는 김기창 화백이 1973년에 상상으로 그린 작품이다. 질병을 유추할 자료로는 적합하지 않다.

역시 1400년대 인물의 단서는 얻기 힘들다. 조선 시대 비서실인 승정원에서는 왕의 명령과 각종 행정 업무를 기록했는데 이를《승정원일기》라고 한다. 여기에는 중요한 명령뿐 아니라 소소한 대화까지 적혀 있다. 왕의 건강이나 통증에 대한 언급도 있다. 세종의 질병을 찾아내는 데 도움을 줄지 모른다. 하지만 세종이 집권하던 조선 전기 기록은 역시나 임진왜란을 겪으며 소실되었다.

그렇다고 포기할 수 없다. 우리에게는《조선왕조실록》이 있다. 왕의 행적과 사건을 사관이 매일매일 기록한 문서로, 왕의 이야기라면 시시콜콜한 것도 빼놓지 않고 적혀 있다.《조선왕조실록》은 다행히도 안전하게 남아 있다. 드디어 목격자를 찾았다.

《조선왕조실록》은 객관적이다. 왕과 그 후손들은 실록을 열람할 수 없었다. 왕가의 입맛에 맞게 기록이 바뀔까 염려되어 세운 규칙이다. 이를 어긴 왕은 연산군뿐이다. 기록의 정확도도 높다. 실록에 기록된 태풍이나[6, 7] 별의 움직임은[8] 논문 자료로 쓰일 정도다.

우리에게는 왜곡되지 않은 증언과 세밀한 기록이 필요한데 실

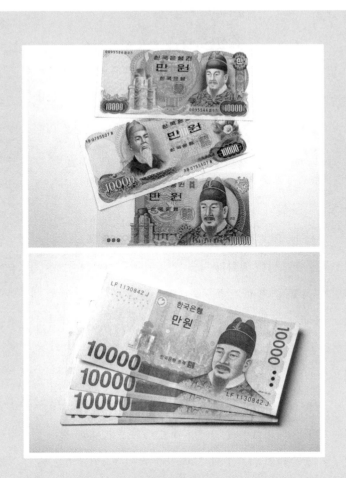

세종의 초상화가 그려진 1만 원권 지폐의 시대별 모습. 세종대왕의 어진은
고증이 적절하지 못하며 김기창 화백이 자기 자신을 닮게 그렸다는 비판을
계속해서 받아 왔다.

록은 이를 갖추고 있다. 《조선왕조실록》을 토대로 세종이 앓은 질병
이 무엇인지 추적해 보자. 실록 곳곳에 흩어진 단서 조각을 모을 차
례다.

SCENE 4

실록을 채운 49,646,667개의 글자

세종을 낯설게 만나야 한다. 익숙하게 전해지는 이야기들은 종종 정
확하지 않다. '세종이 책을 많이 읽어 눈병이 났고 보다 못한 아버지
이방원이 방에 있는 책을 모두 치웠다'는 이야기는 기록과 다르다.
《조선왕조실록》은 눈병을 언급하지 않는다.

> 임금(세종)은 어렸을 때부터 학문을 좋아했다. 왕자 시절 경미한 병
> 이 있을 때에도 독서를 그치지 않았다. 태종(이방원)은 환관을 시켜
> 서 세종의 서책을 다 가져다가 감추게 하고...[9]

우리는 세종을 사랑하고 그에 대한 이야기를 좋아한다. 그래서
그만큼 세종에 대한 잘못된 설도 많다. 확실한 증거가 범인을 잡도록
도와주고, 꾸며 낸 물증은 수사를 망친다. 우리는 '전해 들었던 세종'
이 아닌 '기록으로의 세종'만 분석해야 한다.

주의 사항이 있다. 《조선왕조실록》은 훌륭하지만 세종 시대의
의료 환경은 지금과 차이가 있다. 어떤 질병은 과거와 현대에 이르는

이름이 같지만 실체는 다르다. 예를 들어 조선 시대의 임질과 현대 의학의 임질은 이름만 같지 다른 병이다. 조선 시대에는 소변을 볼 때 찌릿한 느낌, 소변이 남아 있는 느낌, 아랫배가 불편한 증상 등을 통칭해서 임질이라고 했다. 그러나 현대 의학에서는 아니다. 현대 의학은 임질을 '임균Neisseria gonorrhoeae이라는 세균에 의해 생기는 병'이라고 정의한다. 임균은 대부분 성관계를 통해 전파된다.

조선 시대에 임질이라 불렸던 질병은 현대 의학의 방광염에 가깝다. 방광염은 주로 대장균Escherichia coli에 의해 발생한다. 방광염은 저절로 좋아졌다가 무리하면 재발하기도 한다. 세종의 증상은 길이 좁아서 가마 대신 말을 탄 날, 대규모 군사 훈련에 참여한 날에 악화됐다. 이는 현대 의학의 방광염 경과와 일치한다.

조선 시대 진단에 초점을 맞추면 '세종은 성병에 걸린 왕'이 되지만, 증상에 집중하면 '세종은 대장균 때문에 고생한 왕'이 된다. 해석이 완전히 달라진다. 진단은 시대에 따라 다르지만 인간이 느끼는 통증은 같다. 우리는 당시의 진단을 버리고 세종이 호소한 증상에 집중해 자료를 수집하도록 한다.

기억도 고려해야 한다. 인간의 기억은 왜곡된다. 지금 아픈 증상은 잘 기억나지만 10년 전 일은 그렇지 못하다. 아픔을 완전히 잊거나 착각하는 경우도 더러 있다. 통증을 잊고 싶은 환자에게는 훌륭한 선물이고, 병의 경과를 알고 싶은 의사에게는 곤란한 편식이다. 어쩔 수 없다. 의사는 환자의 이야기를 들을 때 오래전 기억보다 최근 기억에 가산점을 준다. 세종을 분석할 때도 마찬가지여야 한다. '며칠 전부터 허리가 아프다'는 기록이 '20년 전에 목이 아팠다'는 기록보다 가치가 있다.

옛 자료를 이용해 진단할 때 주의해야 할 사항은 숙지했다. 다음은 쉽다. 《조선왕조실록》은 방대한 양을 자랑한다. 총 472년, 49,646,667개의 글자로 구성되어 있다. 이를 뒤져서 세종의 통증을 분석하면 된다. 이 작업은 필자가 해 두었다.

SCENE 5

평생을 안고 갈 독특한 질병

세종의 통증은 50회가량 언급된다. 다음은 세종의 통증을 정리한 그래프다. 가장 많이 언급된 증상은 눈병으로 12번 등장한다. 그 외에 허리 통증 6번, 방광염 증상 5번, 무릎 통증 3번, 목마른 증상 2번, 살 빠지는 증상 1번 언급된다.

우리는 '세종이 통증으로 인해 운동을 하지 않았을 것이다'라고 가정했다. 하지만 분석 결과는 석연치 않다. 세종이 눈이 아프다며 운동을 게을리했을 것 같지는 않기 때문이다. 한 발 나아가 본다. 자료를 어떻게 분류하면 진단의 실마리를 찾을 수 있을까? 세종이 겪은 증상을 나이에 따라 정리한다. 무릎과 허리 통증은 20대 초반에 발생했다. 허리 통증은 30대에 심해졌다. 눈 통증은 40대부터는 악화됐다. 패턴이 보인다.

세종은 "기해년(1419년, 세종 1년)에 우측 무릎이 아팠다"고 했다. 증상이 발생한 정확한 연도를 언급한 경우는 이때가 유일하다. 당시

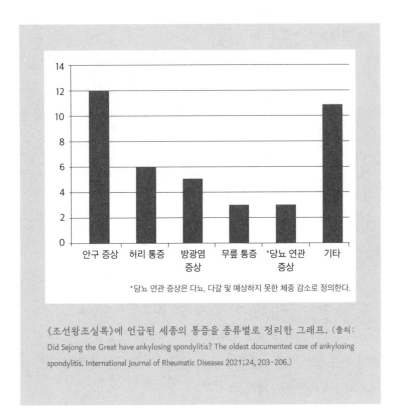

*당뇨 연관 증상은 다뇨, 다갈 및 예상하지 못한 체중 감소로 정의한다.

《조선왕조실록》에 언급된 세종의 통증을 종류별로 정리한 그래프. (출처: Did Sejong the Great have ankylosing spondylitis? The oldest documented case of ankylosing spondylitis. International Journal of Rheumatic Diseases 2021;24, 203-206.)

세종은 22세였다. 곧이어 허리 통증도 발생한다. 통증이 어찌나 심했는지 마음대로 돌아누울 수도, 묵묵히 참을 수도 없었다.

당시 세종은 고작 30대였다. 젊은 나이였음에도 불구하고 세종은 "허리 통증은 내가 평생을 안고 가야 하는 숙질宿疾이 되었다"고 고백한다. 증상은 심해졌다. 조금만 몸이 고달파도 쉬이 발작했다. 통증은 세종 17년 4월 1일 기록에 자세히 적혀 있다.

내가 궁중에 있을 때에는 조금 불편하기는 하지만 중국에서 온 사

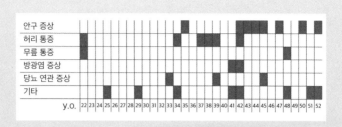

《조선왕조실록》에 언급된 세종의 통증을 나이대별로 정리한 그래프. (출처: Did Sejong the Great have ankylosing spondylitis? The oldest documented case of ankylosing spondylitis. International Journal of Rheumatic Diseases 2021;24, 203-206.)

신에게 예는 행할 수 있으리라고 생각했다. 그러나 지금 허리와 등이 굳고 꼿꼿하여 굽혔다 폈다 하기조차 어렵다.[10]

이쯤 되면 그동안 세종을 '운동을 게을리한 왕'이라고 오해했다는 사실이 창피해진다. 세종은 사신에게 예를 차리기 어려울 정도로 아팠다. 세종은 통증마저 비범해서 '허리와 등이 굳고 꼿꼿하여 굽혔다 폈다 하기가 어렵다'고 했다. 보통의 젊은 환자와는 다른 증상이다.

30대 남성의 허리 통증은 대개 인대가 늘어나거나 근육을 다쳐서 발생한다. 환자들은 '자고 일어날 때 허리가 아프다'거나 '운동을 하다가 삐끗한 다음부터 허리가 아프다'고 한다. 허리 디스크가 터져서 통증이 발생하기도 한다. 이때는 '어떤 자세를 취해도 아프고 다리가 저린다'고 호소한다. 모두 세종의 증상과 일치하지 않는다. 세종에게는 거짓말할 이유도 없다. 근육이나 디스크에 손상이 왔다면 세종은 평범한 증상을 호소했을 것이다. 그러므로 독특한 질병이 그의 허리에 숨어 있는 것이다.

세종을 괴롭힌 건 당뇨가 아니다

이번에는 눈을 살펴보자. 눈은 허리와 다른 모양새로 세종을 괴롭혔다. 세종의 허리는 금방이라도 깨질 것 같은 유리잔처럼 아슬아슬했다. 조금만 무리해도 까탈스럽게 튀어나와 세종을 괴롭혔다. 좋을 날 없이 나빠지기만 했다. 하지만 눈은 다르다. 세종의 눈은 앞을 분간하기 어려울 만큼 나빴다가도, 어느 날에는 말끔히 좋아졌다. 악화와 호전을 반복한다.

> 내가 두 눈이 흐릿하고 깔깔하며 아파, 봄부터는 음침하고 어두운 곳을 걷기가 어려웠다. 지팡이 없이는 걷기 어렵다. 눈에 좋다는 온천에서 목욕했으나 효과가 없었다. 그런데 어젯밤부터는 책 읽기가 수월할 만큼 좋아졌다.[11]

> 금년 정이월에는 왼쪽 눈이 거의 실명하다시피 하였었다.[12]

> 나의 안질眼疾은 이미 나았고...[13]

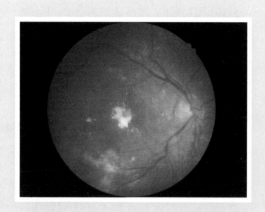

망막은 물체의 상이 맺히는 필름 역할을 한다. 당뇨병은 망막 혈관에 손상을 주는 합병증을 유발하기도 하는데, 이를 당뇨병성 망막병증이라고 한다. 당뇨 조절이 불량하면 더 잘 발생한다.

세종은 안구 질환(안질)으로 고통받았다. 증상은 오른쪽, 왼쪽 눈에 번갈아 가며 나타났다. 때로는 사람을 분간하기 어려울 만큼 심해지고, 때로는 언제 아팠냐는 듯 깨끗하게 낫기도 했다.[14]

몇몇 연구는 세종의 안질이 당뇨병 악화 때문이라고 설명한다. 당뇨병은 온몸을 망가뜨리는데 눈도 영향을 받는다. 상이 맺히는 망막이 망가지며 갑자기 시력을 잃기도 한다. 이를 당뇨병성 망막병증이라고 한다. 당뇨 환자의 2퍼센트가 망막병증으로 실명한다.

세종의 안질은 과연 당뇨병의 합병증으로 발생했을까? 결론부터 말하자면 이 주장은 설득력이 없다. 세종이 겪은 눈 증상은 당뇨 합병증과 전혀 다른 양상이다. 당뇨병성 망막병증은 통증이 없다. 아프지 않다가 갑자기 실명한다. 그래서 의사들은 당뇨 환자들에게 주기적으로 눈 검사를 받으라고 강조한다. 세종은 "눈이 흐릿하고 깔깔하며 아프다"고 했다. 통증이 있었던 것이다. 이는 당뇨병성 망막병증 증상이 아니다.

당뇨병성 망막병증은 지속적으로 나빠지기만 하고 저절로 치유되지 않는다. 세종의 눈 증상은 심해졌다가 저절로 좋아졌다. 어느 날은 "나의 안구 질환이 완전히 나았다"고 했다. 역시 당뇨병성 망막병증 증상과는 다르다. 심지어 세종이 당뇨에 걸렸다는 진단조차 확실하지 않다. 세종이 당뇨에 걸렸다는 주장은 다음 기록들을 인용해왔다.

> 서른 살 전에 매던 띠^帶가 모두 헐거워졌으니 이것으로 허리둘레가 줄어진 것을 알겠다.[15]
> 내가 전부터 물을 자주 마시는 병이 있고...[16]

세종은 살이 빠져서 허리띠가 헐거워졌고, 목이 자주 마르는 다갈^{polydipsia} 증상이 있었는데 이는 당뇨병 초기와 비슷하다. 당뇨병에 걸리면 살이 빠지고 갈증이 심해지며 소변을 자주 본다. 실록에는 세종이 뚱뚱했다는 언급도 있다. 비만한 사람은 당뇨에 걸리기 쉽다고 알려져 있다. 그러니 세종이 당뇨병에 걸렸다고 의심할 법도 하다.

한국형 당뇨와 서구형 당뇨는 다르다. 비만한 당뇨 환자를 '전형적 서구형 당뇨'라고 한다. 한국형 당뇨는 비만과 연관이 낮다. 비만한 한국인 당뇨 환자는 전체 환자의 32퍼센트도 되지 않는다.[17] 또한 한국인 당뇨 환자는 콩팥(신장)이 망가지는 경우가 많다.[18] 콩팥은 노폐물을 걸러 주는 기관이다. 콩팥이 망가지면 신체에 노폐물이 쌓이고 몸이 붓고 정신이 혼미해진다. 세종은 이런 증상을 겪지 않았다.

물론 당뇨가 있든 없든 세종의 안구 질환은 당뇨 합병증이 아니다. 더불어 세종이 당뇨병 때문에 운동을 못 할 이유도 없다. 그렇다면 범인은 누구인가?

유리로 만든 대나무처럼 뻣뻣한 허리

세종은 20대에 무릎, 30대부터는 허리가 아팠다. 눈 증상은 40대부터 심해진다. 허리는 유리처럼 깨지기 쉽고 대나무처럼 뻣뻣했다. 눈 통증은 악화와 호전을 반복했다. 이 모든 증상을 발생시키는 단 하나의 질병이 있다. 강직성 척추염ankylosing spondylitis이다. 병명을 풀이하면 '척추에 염증이 생겨 허리뼈가 대나무처럼 뻣뻣이 굳는 병'이란 뜻이다.

강직성 척추염은 결국 허리가 아픈 병이지만 다른 관절과 장기에도 영향을 준다. 증상의 시작은 23세 전후의 팔다리 통증인 경우가 많다.[19] 세종도 22세에 무릎 통증이 생겼다. 그리고 무릎 통증은 강직성 척추염이 발생했다는 신호탄이었다.

이후 세종의 허리는 굳어 간다. 세종은 '허리와 등이 굳고 꼿꼿하여 굽혔다 폈다 하기조차 어렵다'는 독특한 증상을 보였다. 이는

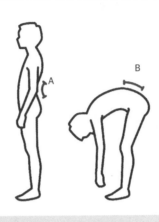

'shober test'는 강직성 척추염이 의심되는 환자에게 할 수 있는 간단한 신체검사 방법이다. 곧게 선 상태로 허리에 두 점을 찍고 그 사이의 길이를 잰 후(A) 허리를 굽힌 상태로 미리 찍어 둔 두 점 사이의 길이가 얼마나 늘어나는지를 확인한다.(B) 문제가 없는 경우 5센티미터 이상 거리가 멀어지는데, 강직성 척추염 환자의 경우는 늘어난 두 점 사이의 거리가 4센티미터를 넘기지 못한다.

강직성 척추염 환자들이 호소하는 특징적인 징후다. 오죽했으면 병이름에도 '뻣뻣이 굳다'는 뜻을 가진 '강직성'이란 단어가 붙었다. 실제로 강직성 척추염 환자의 허리는 4센티미터도 늘어나지 않는다. 22세에 우측 무릎 통증과 허리 통증이 발생했고, 허리가 뻣뻣해서 구부리고 펴기가 힘들다는 세종의 증언은 강직성 척추염과 너무나 잘 맞아떨어진다.

결정적인 추가 단서가 있다. 40대부터 심해진 눈 증상이다. 세종의 눈은 시리도록 아프고 까끌거리다가 돌연 씻은 듯 나았다. 뿌옇게 흐리기도 하고 붉게 충혈되기도 했다. 증상은 반복적으로 나타났다. 이는 급성 포도막염acute uveitis이다. 눈에는 3개의 막이 있다. 포도막은 그중 중간에 위치한다. 포도 껍질 모양이어서 포도막이라고 불리며 홍채, 모양체, 맥락막으로 이뤄졌다. 이 막에 염증이 생기면 포도막염이라 한다.

강직성 척추염의 가장 흔한 합병증은 포도막염이다. 척추염 환자의 50퍼센트 이상이 포도막염을 앓는다. 포도막염은 통증을 유발한다. 어느 날은 눈 뜨기 힘들 만큼 아프다가 씻은 듯이 좋아지는 양상을 보인다. 이런 증상이 반복적으로 나타난다. 세종의 눈 증상과 꼭 맞다.

강직성 척추염을 확진하려면 정확한 문진과 신체 검진, 영상 검사가 필요하다. 그러므로 세종이 강직성 척추염을 앓았다고 단언하긴 어렵다. 그러나 여러 단서가 가리키는 방향은 강직성 척추염, 한 곳이다.[20]

SCENE 8

그저 평범한 사람처럼 아팠을 뿐

세종은 유독 눈 통증을 자주 언급했다. 눈이 가장 불편해서일 수도 있다. 다르게 생각해 보자. 세종을 괴롭힌 강직성 척추염은 여러 합병증을 발생시킨다. 대장에 궤양이 생기는 염증성 장병증이나 치료가 힘든 피부병이 생기기도 하고, 참을 수 없는 발목 통증이 나타날 수 있다.

세종도 이런 통증을 겪었을지 모른다. 이 통증들은 세종이 입 밖으로 꺼내지 않으면 실록을 기록하는 사관이 눈치채기 어렵다. 하지만 눈 통증은 다르다. 눈이 아프면 일하기 힘들고 그렇게 티가 난다.

> 지난봄부터 안질 증세가 더욱 심해졌다. 반쯤 읽고는 눈을 감고 쉬어야 다음을 펴 읽을 수 있을 정도다. 어찌 이와 같이 하여 나라를 다스릴 수 있겠는가.[21]

세종은 아픈 와중에도 백성을 생각했다. 병으로 국정에 차질이 생길까 걱정했고 자신을 대신해 세자가 일하길 원했으며 끊임없이 업무 일부를 넘기려 했다. 기가 막히게도 대신들은 그런 세종을 극구 말리고 (심지어 눈물을 흘리며!) 정사를 계속 보셔야 한다고 강권했다. 당시에는 충절이라 여겨졌을지 몰라도 지금의 관점으로는 너무나 가혹한 처사다.

《조선왕조실록》은 의료 기록이 아니다. 주로 당시 정치나 경영 문제가 적혀 있다. 그래서 세종이 겪은 통증과 증상 모두가 《조선왕조실록》에 기록되지는 않았을 것이다. 그럼에도 불구하고 실록에는 세종이 겪은 아픔이 이렇게나 많다.

위대한 인물은 업적의 크기만큼 찬양받기 쉽지만 그만큼 동질감을 느끼기도 어렵다. 세종의 위업은 그도 통증을 느끼는 평범한 사람이라는 사실을 망각하게 한다. 찾아보지 않았더라면 세종의 고통을 충분히 이해하지 못했을 것이다. 질병을 찾아가는 여정을 통해 세종을 더 깊이 알 수 있다.

세종은 말을 타고 싶었을 것이다. 부모와 사냥을 나가고 자녀들과 함께 격구를 즐기는 상상도 했을 것이다. 하지만 끝없는 통증은 그를 주저앉혔다. 그래서 더욱 공부에 매진했는지도 모른다. 세종이 게을러서 운동을 싫어했다는 항간의 주홍 글씨를 이제 지워 드리기로 하자. 아픈 등을 곧추세우고 침침한 눈을 비비며 책을 읽었을 세종을 생각한다. 그는 충분히 부지런했고 고통 속에서도 백성을 생각한 최고의 성군이다.

SCENE 9

장영실은 가마 때문에 쫓겨났을까

세종대왕은 노비였던 장영실을 등용한다. 장영실은 기대에 부응했고 합이 잘 맞는 감독과 배우처럼 멋진 작품들이 만들어졌다. 측우기, 혼천의, 자격루가 이때 탄생한다. 그래서 장영실이 부실한 가마를 만들었기 때문에 퇴출당했다는 일화는 너무나 착잡하다.

야사는 "세종은 장영실이 만든 가마를 타고 가다가 그 가마가 부서지면서 다쳤고, 화가 난 세종이 장영실을 쫓아냈다"고 한다. 기록을 찾아본다. 《조선왕조실록》 세종 24년 3월 16일 기록에 "대호군 장영실이 만든 안여(왕의 가마)가 견실하지 못하여 의금부에 내려 국문하다"라는 언급이 있다. '세종은 가마에 타지 않았다'고 명확하게 적혀 있으면 좋으련만. 가마의 부실함이 발견된 것인지, 세종이 가마

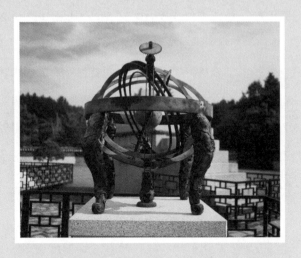

당대 최고의 천재였던 세종과 장영실의 컬래버레이션은 조선의 과학 기술을 한 단계 발전시켰다. 하지만 조선의 하늘에 맞는 천문 관측 기구인 혼천의를 발명한 것이 중국의 화를 불렀을 수도 있다.

에 탔다가 변을 당한 것인지 기록만으로는 알 길이 없다.

우리는 '세종이 강직성 척추염을 앓았다'는 사실을 알고 있다. 이를 단서로 문제를 풀어 보자. 가마 사건은 세종 24년에 발생했다. 세종이 강직성 척추염을 앓은 지 23년째 시기다. 방치된 강직성 척추염 환자의 허리는 대나무 모양으로 뻣뻣하게 붙어 버려 깨지기 쉽다. 뼈의 탄성은 줄고 충격을 완화시키는 디스크도 기능을 하지 못한다. 결과적으로 허리뼈는 약한 충격에도 쉽게 부러지게 된다.

긴 시간 치료받지 못한 세종의 허리는 작은 충격에도 쉽게 손상

되거나 부러질 가능성이 상당히 높다. 더구나 가마는 1미터 정도의 높이를 유지하고, 탑승자는 앉은 자세다. 그래서 추락한 가마의 낙하에너지는 다리를 거치지 않고 곧장 탑승자의 척추로 전달된다. 부실한 세종의 허리가 이 충격을 견딜 리 없다. 최소한 뼈에 금이 갈 것이다. 꼼짝없이 3주는 침상 요양을 해야 한다.

'부실한 가마 사건' 5일 뒤 세종은 온천에서 목욕을 즐겼다고 한다. 정말로 세종이 탄 가마가 부서지면서 그가 다쳤다면 5일 만에 회복하는 것은 불가능하다. 따라서 가마에는 문제가 있었지만 세종은 그 가마를 타지 않았을 것이라 추론할 수 있다. 물론 대왕이 크게 다쳤다면 실록에 분명하게 기록되었을 것이라는 간단한 추측도 더해진다.

세종이 왜 장영실을 내쫓았는지에 대해서는 여러 설이 있다. 천체 관측을 금지한 중국의 압박 때문에 어쩔 수 없이 장영실을 쫓아냈다는 설, 장영실의 지식이 외부로 유출되는 것을 방지하기 위해 그를 숨겼다는 설 등이다. 진실은 알기 어려우나 '세종은 장영실이 제작한 가마를 탔다가 변을 당했고 이 때문에 장영실을 내쫓았다'는 설만큼은 사실로 받아들이기 힘들다.

SCENE 10

작은 단서로 몽타주를 그리는 방법

이제부터는 질병을 진단해 내는 방법론을 간략히 소개할 것이다. 모두가 알고 있을 법한 내용이므로 흥미가 없다면 과감히 다음 장으로 넘어가도 좋다.

이 대신 잇몸이다. 사진이 없다면 몽타주라도 잘 남겨야 한다. 목격자들은 얼굴형, 눈코의 생김새, 귀의 흉터 자국을 하나씩 쌓아 범인의 몽타주를 뽑아낸다. 진단 과정도 몽타주 그리기와 비슷하다. 의사는 사소한 단서를 모아 질병이라는 범인을 스케치한다. 범인이 흔적을 남기듯 질병은 증상을 남긴다. 증상을 캐묻는 기법은 화가의 밑그림처럼 기본적인 테크닉이다.

당신이 응급실 의사이고 두통이 처음 발생한 17세 여성 환자를 진료한다고 가정해 보자. 환자는 자신의 증상을 어떻게 설명할까? 절대로 다음처럼 설명하지는 않을 것이다. "오늘 처음 두통이 발생했어요. 24시간 전부터 약간씩 기운이 없더니 예민해지기 시작했고요. 매일 보던 형광등 불빛이 눈을 시리도록 번쩍한 뒤로 이상한 냄새가 났어요. 영 기분이 나빴죠. 그러더니 구역질이 나면서 한쪽 머리가 아파 왔어요."

환자들이 이렇게 표현할 수 있다면 의사들은 굳이 긴 시간을 들여 공부할 필요가 없다. 그러나 환자들은 대부분 "머리가 아프고 구역질이 나요" 정도만 이야기한다. 의대 공부는 이때 필요하고 이를 토대로 캐묻는 기법을 발휘한다.

사소한 단서부터 시작하자. 질병의 발생 빈도, 성별, 나이에 주목할 필요가 있다. 두통의 가장 흔한 원인은 편두통이고 이는 여성에게 3배 더 많이 발생한다. 첫 발생 시기는 주로 10대와 20대이며 구역질이나 구토가 동반된다. 이런 단서를 통해 당신은 '환자의 증상이 편두통 때문은 아닐까'라고 추측할 수 있다.

　강력한 용의자, 편두통에 초점을 맞춰 질문을 이어 간다. 빛에 민감하지는 않은지, 적포도주나 생리 주기와 연관은 없는지, 집중력이 떨어지거나 목이 뻣뻣해지지는 않는지 등을 묻는다. 환자는 비로소 진단에 필요한 힌트를 주기 시작한다.

　환자의 나이, 성별, 구역질, 빛 과민 반응, 두통은 연관이 없어 보인다. 하나씩 놓고 보면 한 조각의 퍼즐처럼 하찮다. 하지만 한데 모으면 달라진다. 완성된 퍼즐에 그림이 드러나듯, 단서가 조합되면 그림처럼 편두통을 진단해 낼 수 있다. 세종의 질병을 추적할 때도 마찬가지다. 어떤 실마리라도 놓치지 않기 위해 노력했다. 이 기법은 다른 인물을 탐구할 때도 계속될 것이다. 그러면 다음 사건으로 넘어가 보자.

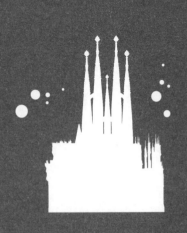

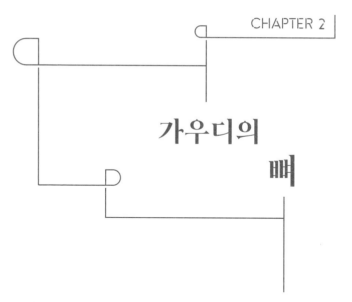

CHAPTER 2

가우디의
뼈

천상의 건축가는 왜 하필 해골 집을 지었을까?

SCENE 1

뼈대와 건축은 닮은 점이 많다

고풍스러운 그라시아 거리에 어울리지 않는 욕지거리가 들려왔다.

"저 빌어먹을 뼈의 집이 거리 외관을 해친다."

"천재 소리 들어 보려고 별 미친 짓을 다 하는군."

사람들은 건물을 보며 혀를 찼다. 그라시아 거리는 서울 압구정

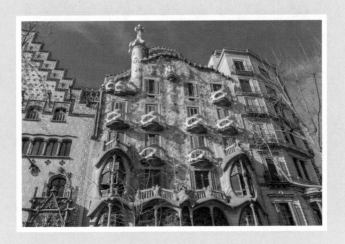

카사 바트요의 외벽을 장식한 발코니는 해골을 형상화했다. 마치 해골 눈동자
가 정면을 주시하는 듯한 느낌을 준다.

동이나 미국 캘리포니아의 베벌리힐스와 같다. 당시 스페인에서 가
장 핫한 곳이었고 부자들이 모여 살았다. 그중에 직물 공장장 요셉
바트요도 있었다. 요셉 바트요는 거리의 건물 하나를 비싼 값에 매입
한다. 그는 건물이 '평범해서' 마음에 들지 않았다. 기발한 솜씨로 집
을 튀게 만들어 줄 사람이 필요했다. 그래서 리모델링을 맡길 건축가
를 물색한다.

　적당한 인물이 있다. 졸업하자마자 파리 세계 박람회에서 극
찬을 받고, 1900년 바르셀로나 시의회에서 최고 건축상을 수상했
으며, 기발한 공원을 만들어 주목받은 건축가. 바로 안토니 가우디
(1852~1926)다.

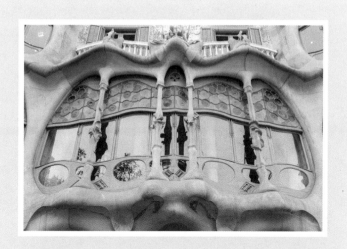

카사 바트요의 유리창 사이에는 다리뼈와 무릎 관절을 형상화한 기둥이 서 있다.

가우디는 1904년에 리모델링을 시작한다. 2년간의 공사가 끝나고 '바트요의 집'이라는 뜻의 카사 바트요^{casa Batllo}가 완공됐다. 집은 기괴할 정도로 독특했다. 건물의 파사드^{Façade}(건물에서 출입구로 이용되는 정면 외벽 부분)부터 압권이다. 테라스는 해골을 박아 넣은 듯하고 기둥은 앙상한 무릎뼈 모양이다.

요셉 바트요는 리모델링한 건물이 제법 마음에 들었지만 다른 사람들 대부분은 아니었다. 평가는 박했다. 사람들은 카사 바트요를 '뼈의 집'이라고 조롱했다. 스페인에서는 화려한 아르 누보^{art nouveau} 양식이 유행했지만 누구도 이런 해괴한 작품을 내놓지는 않았다. 전문가들도 혹평했다. "카사 바트요는 왜 건축가들이 지나친 상상력을 발

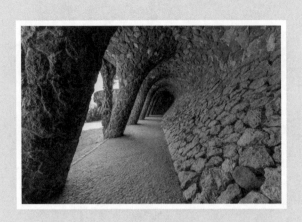

뼈는 단단한 피질골(cortial bone)과 피질골 안의 해면골로 나뉜다. 구엘 공원의 산책로는 마치 뼈의 해면골 모습과 닮았다.

휘하면 안 되는지 보여 준다."

　카사 바트요뿐이 아니다. 뼈는 가우디의 작품 곳곳에 등장한다. 구엘 공원의 산책로는 해면골 spongy bone 모양이고 담장은 등뼈를 닮았다. 연립 주택인 카사 밀라의 천장은 고래의 갈빗대 같다. 여기서 의문이다. 가우디는 왜 이리 뼈에 집착했을까?

　뼈와 건축은 닮은 점이 많다. 뼈는 인간을 세우고 건축은 건물을 세운다. 가우디는 골격과 건물의 유사성에 매혹되었을지도 모른다. 그러나 그것만으로는 가우디의 집착을 설명하기 부족하다. 가우디는 "인간의 뼈대와 나무의 기둥보다 훌륭한 구조물은 없다"고 말했고, 해부학을 공부하기 위해 의과 대학에 출입했다.[1, 2] 게다가 혹평을

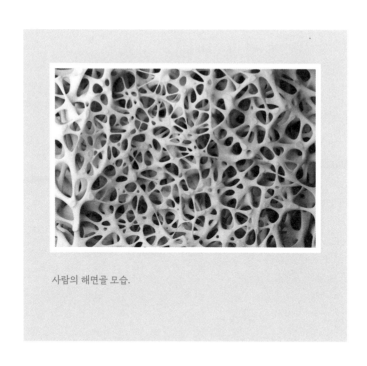

사람의 해면골 모습.

감수하면서까지 작품에 뼈를 덕지덕지 붙였다.

SCENE 2

유년 시절을 흔들어 놓은 악질 조련사

가우디가 뼈에 집착한 이유는 관절염 때문이다. 가우디는 어렸을 때
부터 뼈가 아팠다. 관절통 때문에 입학이 늦었고 학창 시절도 평탄치
못했다. 어린 가우디는 종종 둘째 형의 등에 업히거나 나귀를 타고 등
교했다.

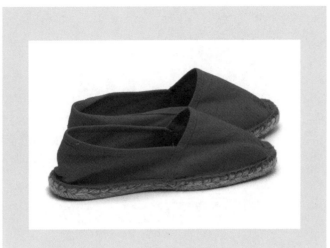

에스파드리유 신발은 에스파르토 풀을 엮어 밑창을 만들고, 천으로
발등 부분을 만든 스페인 전통 신발로 비교적 가볍고 편하며 바닥이
푹신하다.

관절염은 악질 조련사처럼 가우디를 평생 길들였다. 가우디는
관절통을 줄이기 위해 에스파드리유 신발espadrille과 2겹의 양말을 일생
내내 신었다.[3, 4, 5]

가우디는 관절염 치료를 위해 채식을 고집했다. 당시에는 '위생
이론'이 유행했는데 깔끔한 음식과 정갈한 식단이 건강에 도움을 준
다는 주장이다. 가우디도 이 가설을 믿었다. 아침으로 올리브오일을
곁들인 상추, 부드럽게 익힌 나물, 견과류, 꿀에 절인 빵을 먹었다. 점
심에는 신선한 우유와 채소, 소량의 설탕 아몬드를 먹었다. 당연히
효과는 없었다.

관절염은 가우디의 삶에 교묘히 침투해 끊임없이 그를 조련했

다. 종일 뼈와 관절을 생각하게 만들었고 의복과 식습관까지 바꿔 놓았다. 스며드는 파도에 모래성이 쓸려 가듯 관절염은 가우디를 조금씩 무너뜨린다. 그렇게 무너질 듯 병약했던 아이는 무너지지 않을 견고한 건축물을 세운다. 16세가 되던 해에 가우디는 건축을 하겠다고 마음먹었고 22세에 바르셀로나의 건축 대학에 입학한다. 가우디는 독특한 발상으로 교수들을 놀라게 만들었다. 학장은 가우디에게 졸업장을 주며 말했다. "건축가 타이틀을 천재에게 주는 것인지 멍청이에게 주는 것인지 모르겠다. 시간이 평가할 일이다."

이 말을 들은 가우디는 유쾌한 톤으로 친구에게 말했다. "이봐, 그래도 학장이 방금 나를 '건축가'라고 했다고!"

그의 관절에 무슨 일이 벌어졌는가

시간은 가우디를 천재로 평가했다. 그가 탄생시킨 건물 7채는 유네스코 세계 유산에 선정되었다. 매해 2000만 명이 넘는 관광객이 가우디의 유산을 감상하기 위해 바르셀로나를 찾는다. '바르셀로나는 가우디가 먹여 살린다'는 우스갯소리가 있을 정도다.

가우디는 20세기 가장 독창적인 건축가로 칭송받는다. 그의 독창성은 병약한 어린 시절에 뿌리를 둔다. 가우디는 관절염 때문에 친구를 사귀기 힘들었고 많은 시간을 홀로 보냈다. 덕분에 자신을 탐구하고 자연을 관찰할 수 있었다. 건축가가 된 후 어린 시절에 관찰했

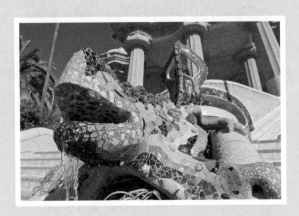

가우디는 아픈 발 때문에 친구들과 뛰어놀기 어려웠다. 자연스레 혼자 있는 시간이 많아졌고 자연을 관찰하며 그 시간을 보냈다. 어린 가우디는 따뜻한 지중해를 낀 도시에서 자랐다. 구엘 공원 분수대에는 어린 시절 관찰한 도마뱀이 등장한다.

던 뼈와 자연을 독창적으로 해석해 작품에 재현시켰다.

관절염 덕분에 건축가 가우디가 탄생했다고 해서 관절염을 옹호할 순 없다. 구체적으로 어떤 관절염인지 잡아내고 싶다. 그러나 우리에게는 가우디의 병을 진단할 무기가 별로 없다. 가우디의 의료 기록은 존재하지 않고 혈액 검사나 엑스레이 검사는 요원하다.

가우디에게 친구가 별로 없었다는 것도 중요한 문제다. 가까운 친구와 주고받은 편지는 종종 결정적인 단서를 남긴다. 그러나 가우디와 편지를 주고받은 사람은 드물다. 가우디는 일기도 쓰지 않았다. 기록할 필요가 없을 정도로 단조로운 삶이었을지 모른다. 만약 가우

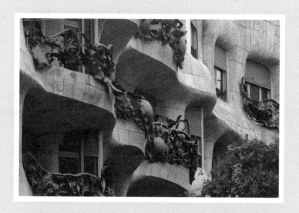

카사 밀라의 철제 발코니는 바위에 붙은 해초를 형상화한 것으로, 다른 건축가들이 극찬하는 조형이다. 가우디의 아버지는 철을 다루는 대장장이였다. 아버지의 작업을 지켜봐 온 가우디는 철을 독창적으로 이용했고 건축에도 입체적인 구성을 도입할 수 있었다.

디의 일기를 대신 써 준다면 이런 내용이지 않을까. "일어나 산책하고 건축했다. 미사를 간다. 잔다."

가우디는 가족도 없었다. 삶을 간섭하거나, 기록하거나, 기억할 사람은 얼마 없는 동료와 고객뿐이었다. 가우디의 글은 나라에서 요구하는 보고서나 일부 저널 기사를 제외하고는 거의 남지 않았다. 가우디의 철학이 담긴 글은 1881년 2월 장식 예술 박람회에 기고한 글이 거의 유일하다. 결국 가우디의 병을 찾을 단서는 그의 사진이나 습관 정도다.

가우디의 관절염은 1858년, 그의 나이 6세 때에 발생한다. 관절염은 악질 조련사처럼 어린 시절부터 가우디를 길들였다. 가우디는 전기가 흐르는 철창에 갇힌 곰처럼 춤을 췄다. 찌릿한 고통을 주는 발을 보호하려고 푹신한 신발을 신었고, 고통에 갇혀 친구 사귀는 법을 배우지 못했다.

관절염 때문에 생긴 사회성 결여는 그의 습관이 됐다. 가우디는 죽는 날까지 독신으로 살게 된다. 연락을 주고받을 친구도, 대화를 나눌 가족도 없었다. 결국 가우디를 괴롭힌 관절염을 유추할 기록이 몇 남지 않았다. 가우디에게 침입한 범죄자인 관절염은 영영 모습을 숨긴 채 미제 사건으로 남겨졌다.

SCENE 4

관절염 용의자들의 알리바이

이런 악조건 때문에 우리는 유능한 탐정이 되어야 한다. 단서가 별로 없으니 작전을 꼼꼼히 짠다. 가우디가 관절염을 앓았다는 사실은 확실하니 그나마 다행이다. 범인은 그 안에 있다. 가능성이 떨어지는 질병부터 소거해 보자. 관절염의 종류는 매우 많다. 투박하게 분류해도 100가지가 넘는다. 언제 관절염이 발생했는지만 알아도 많은 질병을 제외시킬 수 있다.

가장 흔한 관절염은 퇴행성 관절염degenerative osteoarthritis이다. 관절을 오래 써서 생기며 주로 60세 이상에서 발병한다. 가우디의 관절염은 6세 때 생겼으니 퇴행성 관절염은 범인이 아니다.[6]

용의자를 추려 본다. 어린 시기에 발생할 수 있는 관절염은 통풍 관절염gout arthritis, 건선 관절염psoriatic arthritis, 반응성 관절염reactive arthritis, 류머티즘열rheumatic fever, 소아기 특발성 관절염juvenile idiopathic arthritis 등이 있다. 물론 이 이름들을 다 기억할 필요는 없다.

더 제거해 본다. 통풍 관절염일 가능성도 낮다. ABCG2 유전자에 문제가 있을 경우 이른 나이에도 통풍이 발생할 수 있다.[7, 8] 하지만 10대 이하의 어린이에게 발생하는 경우는 드물다. 가우디는 6세부터 아팠으므로 통풍은 범인이 아니다.

다음은 건선 관절염이다. 건선은 피부 질환으로 우리 몸을 제어하는 면역 체계에 이상이 생기면 발생한다. 그리고 피부뿐 아니라 다른 신체 장기를 망가뜨리기도 한다. 건선으로 인해 관절염이 유발되면 건선 관절염이라 부른다. 그러나 건선은 주로 15~30세 사이에 발생한다.[9] 합병증으로 관절염이 생기려면 더 긴 시간이 필요하므로 건선 관절염도 탈락이다.

강력한 용의자 셋이 남았다. 반응성 관절염, 류머티즘열, 소아기 특발성 관절염은 모두 6세라는 어린 나이에 발생할 수 있다.

SCENE 5

와인이 맛있는 해에 병균이 창궐한다

훌륭한 포도는 황홀한 와인을 만든다. 유명한 식당도 종종 메뉴를 바꾸건만 와인은 8000년이 넘도록 인류의 식탁에서 내려올 태態가 없다.

와인은 약으로 쓰이기도 했다. 물만 마시면 속에 해로우니 식사 때 와인을 꼭 챙기라는 옛 격언도 있다. 와인은 관절염 수사에도 도움을 준다. 용의자인 반응성 관절염을 도마에 올린다.

어떤 세균은 얌전히 사라지지 않는다. 몸의 면역 체계를 교란시키고, 관절염이라는 합병증을 남기고 떠난다. 이를 반응성 관절염이라고 한다. 주로 이질균Shigella이나 살모넬라균salmonella이 반응성 관절염을 유발한다.[10]

이질균이나 살모넬라균은 오염된 음식이나 분변으로 더럽혀진 물에서 번식한다. 이 균들은 더운 날씨에 특히 활개를 친다. 무더운 날에는 음식이 부패하기 쉽고, 식수에는 균이 창궐하기 좋다. 많은 사람이 이질이나 살모넬라에 감염되기 때문에 그만큼 반응성 관절염에 걸릴 가능성도 높다. 가우디도 피해자 중 한 명일지 모른다.

가우디의 병이 발생했던 1858년의 스페인은 날씨가 더웠을까? 스페인 기상청은 1887년에 설립되었으므로 당연히 1858년의 기록은 없다. 하지만 우리는 당시 일조량과 날씨를 간접적으로 알 수 있다. 와인 애호가들 덕분이다.

와인 맛은 포도에 좌우되고, 포도 맛은 날씨가 결정한다. 유난히 일조량이 풍부하고 무더운 해가 있는데 이를 '황금의 해'라고 한다. 이때 수확된 포도는 특히 달고, 이 포도로 만든 와인은 풍부한 맛을 낸다. 황금의 해에 만들어진 와인은 황금 값에 거래된다. 전문가들은 이런 특별한 해를 오래전부터 기록해 왔다.

가우디의 관절염이 발생한 1858년은 와인 애호가들에게 익숙한 해다. 19세기의 가장 훌륭한 와인은 1858년에 만들어졌다. 유난히 일조량이 풍부했고, 무더운 날씨로 포도 농장은 대풍년을 맞았다. 와인 분석 기관은 1858년에 만들어진 와인에 별 5개[outstanding]를 부여한다.[11] 즉, 가우디의 질병이 발생한 해는 몹시 더웠다. 더운 날에는 이질이나 살모넬라가 잘 발생한다. 과연 가우디는 이 균들과 연관된 반응성 관절염을 앓았을까?

결론부터 말하면 가우디가 반응성 관절염에 걸렸을 가능성은 낮다. 반응성 관절염은 주로 무릎 관절을 침범하고 종종 눈과 피부에도 염증 반응을 일으킨다. 가우디의 관절염은 주로 발에 국한되어 있었고[12] 눈이나 피부 증상은 없었다. 대부분의 반응성 관절염이 12개월 이내에 호전되는 것과 달리 가우디는 평생 관절염으로 고생했다.

반응성 관절염은 가까스로 용의선상에서 제외됐다. 남은 후보는 류머티즘열과 소아기 특발성 관절염이다. 두 질환 모두 가능성이 있다. 19세기 스페인에서 류머티즘열이 유행했다는 보고가 있다.[13] 또 통계상 스페인 소아들이 앓는 관절염 대부분이 소아기 특발성 관절염이라고 한다.[14]

SCENE 6

습관이 일러 준 단서

습관은 종종 범인을 잡을 결정적인 단서를 제공한다. 오른손잡이가 왼손잡이를 흉내 내기 어렵듯, 사소한 습관에는 감출 수 없는 삶의 흔적이 녹아 있다. 가우디는 평생 관절염을 앓았고, 관절통은 가우디의 습관을 바꿨다. 때문에 가우디의 습관을 분석하면 그가 어느 관절을 아파했는지 추론해 낼 수 있다.

가우디는 강박적인 연주가처럼 자신이 짜 놓은 하루 일과의 박자를 철저히 지켰다. 평생 혼자 산 가우디를 간섭할 사람도 없었고 덕분에 그는 일정을 어기는 법이 없었다. 가우디는 매일 산 펠립 네리 교회 Sant Felip Neri church를 향해 산책했는데 여기에는 재미있는 일화가 있다. 가우디는 훌륭한 건축가이자 신실한 가톨릭 신자로 유명했다. '가톨릭 예술인 단체'는 가우디가 참여한 몇 안 되는 사교 모임이었고, 명망 높은 가우디에게 잘 보이려는 예술가도 많았다. 젊은 화가 조안 리모나도 그중 하나였다.

1902년 조안 리모나는 산 펠립 네리 교회의 벽화 작업을 제안받는다. 이름에서도 알 수 있듯 성자 펠립 네리를 기리기 위해 세워진 교회다. 리모나는 흔쾌히 작업을 수락했다. 문제가 있다면 아무도 성자 펠립 네리의 얼굴을 모른다는 것이었다.

성자를 위한 교회에 성자의 얼굴이 빠질 수는 없는 법이다. 리모나는 유명 인사이자 가톨릭 신자인 가우디를 모델로 삼았고 성당 주교도 흔쾌히 허락했다. 덕분에 가우디의 얼굴을 한 성자가 교회 복도에 그려지게 됐다.

모델이 된 가우디는 기뻤다. 매일 산 펠립 네리 교회로 산책을 갔다. 칠십이 넘어서도 빼먹는 날이 없었다. 만만한 거리는 아니었다. 교회는 가우디의 숙소로부터 2.9킬로미터나 떨어져 있었는데 건강한 성인도 30분은 걸린다. 아무리 가우디가 열정이 넘친다고 해도 70대 노인에게 이는 쉽지 않았을 것이다.

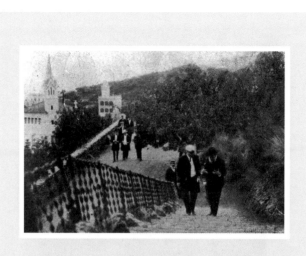

1907년, 지인(왼쪽)과 함께 구엘 공원을 산책하고 있는 가우디(오른쪽)의 모습.

걷는 힘은 주로 엉덩이나 무릎 같은 큰 관절에서 나온다. 그래서 큰 관절에 관절염이 생기면 걸음걸이가 엉망이 된다. 오리처럼 뒤뚱거린다거나 엉거주춤한 자세로 걷게 되고 산책하기 힘들다. 큰 관절에 문제가 있었다면 가우디는 이렇게 먼 거리를 기계처럼 산책할 수 없었을 것이다. 어느 기록에도 가우디의 걸음걸이가 독특했다고 언급된 바 없다.

증거는 더 있다. 가우디는 종종 딱딱한 바닥에 무릎을 꿇고 기도를 드렸다. 무릎을 꿇지 않는다고 신이 미워할까? 아무리 독실하더라도 통증을 견뎌 내면서까지 무릎을 꿇고 기도하지는 않았을 것이다. 나아가 관절염 환자의 관절통은 참는다고 참을 수 있는 통증도 아니다.

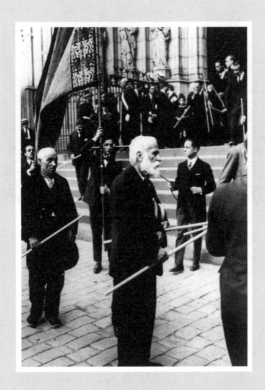

1924년 6월에 치러진 성체 축일 행렬 예술 모임에서 깃발 예식에 참석 중인 가우디.

가우디는 죽는 날까지 사그라다 파밀리아 성당의 모형을 만들었다. 그가 남긴 모형은 상당히 정교하다. 관절염이 손까지 침범했다면 이 정도로 세밀한 조각은 어렵다. 관절염은 건축가의 손을 건드리지 않았다.

마지막으로 위의 사진을 보자. 사진에서 손의 변형이나 무릎, 척추의 이상 소견은 관찰되지 않는다. 움켜쥔 손은 붓지 않았고, 꼿꼿한 허리와 곧게 뻗은 무릎은 70대라고 믿기 어려울 정도다.

작은 관절에 통증이 스며들다

가우디의 관절염은 엉덩이나 무릎 같은 큰 관절이 아닌, 발이라는 작은 관절을 파괴해 갔다. 가우디의 손은 정교한 모형을 만들 만큼 튼튼했고 허리는 당당한 지휘자처럼 곧다. 통증은 오로지 양쪽 발에 집중되어 있다. 관절염은 발바닥에 박힌 가시처럼 끊임없이 가우디를 괴롭혔고 그 때문에 가우디는 겹겹의 양말과 푹신한 신발을 신었다.

범인을 잡기 직전이다. 용의자 류머티즘열 관절염과 소아기 특발성 관절염을 호출한다. 류머티즘열 관절염은 관절뿐 아니라 심장, 중추 신경계, 피하 조직을 침범할 수 있다. 가우디는 아픈 발 외에는 건강했다. 결정적으로 류머티즘열에 의한 관절염은 주로 큰 관절을 침범한다. 발과 같은 작은 관절은 잘 침범하지 않는다.

가우디를 괴롭힌 질병은 소아기 특발성 관절염일 가능성이 가장 높다. 소아기 특발성 관절염은 어린 나이에 발생한다. 특히 특발성 관절염 중 소수 관절 형태oligo-articular form는 양쪽 관절을 동등하게 공격한다. 그리고 발과 같은 작은 관절을 침범한다.[15]

가우디는 통증을 줄이려고 채식을 했지만 효과가 없었다. 소아기 특발성 관절염도 채식으로 통증이 완화되지 않는다. 통계 또한 이 추리에 힘을 실어 준다. 2007년 논문에 따르면 스페인 아이들은 평균 5.6세에 소아기 특발성 관절염에 걸리고, 이 중 40퍼센트 이상이 소수 관절 형태라고 한다. 이는 가우디의 증상과 꼭 맞아떨어진다.

SCENE 8

죽음으로 내몬 2명의 가해자

가우디는 그란 코르트스 거리Gran Via de les Corts를 걷다가 30번 노면 전차에 치어 사망한다. 74번째 생일을 맞기 15일 전, 산 펠립 네리 교회에서 미사를 마치고 돌아오던 길이었다. 전차를 몰던 기사는 가우디의 남루한 행색을 보고 '재수 없게 노숙자를 쳤다'고 생각했다.

전차 기사는 다친 가우디를 거리에 던져 둔 채 달아나 버린다. 승객들이 가우디를 병원에 보내 준다. 그 과정도 지난했다. 택시 기사들은 가우디를 '거렁뱅이'라고 생각했다. 운임료도 못 받고 시트를 더럽히기 싫다며 승차를 거부했다. 네 번째 시도 만에 간신히 택시를 잡는다.

그는 병원에서도 부랑자로 오인받는다. 의식이 없던 가우디는 변명하지 못했다. 병원은 거지처럼 보이는 그를 내팽개쳤고 결국 질 떨어지는 무상 병원으로 보내졌다. 가우디는 그곳에서 적절한 치료를 받지 못한 채 죽어 가고 있었다.

다음 날, 사그라다 파밀리아 성당의 주교는 가우디의 갑작스러운 결근에 불길함을 느꼈다. 때마침 병원에서 연락이 왔다. 주교는 아무렇게나 널브러진 환자를 가리키며 말했다. "당신들이 함부로 대한 부랑자는 위대한 가우디다."

지인들은 좋은 병원으로 옮겨서 치료를 받자고 가우디를 설득했다. 가우디는 단호하게 거절한다. "나, 거지 같은 가우디는 '옷차림을 보고 판단하는 이들' 덕분에 치료를 받지 못해 죽는다. 이를 모두가 알아야 한다. 난 가난한 사람들 곁에서 죽는 게 낫다."

사고를 당한 지 3일 후 가우디는 사망한다. 장례는 국장 수준으로 치러졌다. 가우디는 자신이 건축한 사그라다 파밀리아 성당 지하에 안치된다.

가우디 사망 사건의 가해자는 30번 노면 전차 기사지만 이는 표면적으로만 그렇다. 그의 죽음에는 2명의 가해자가 있다. 관절염은 가우디를 살해한 또 다른 범인이다. 가우디는 관절염 때문에 달려오는 전차를 쉽게 피하지 못했다. 아픈 발을 감추려 겹겹이 신은 양말은 그의 행색을 더 남루하게 만들었다. 관절염 때문에 가우디는 친구나 가족을 만들기 어려웠다. 결국 그는 평생 독신으로 살았다. 집에 들어오지 않는다고 찾아 나설 사람도 없으니, 신원 파악은 다음 날로 미뤄질 수밖에 없었다.

SCENE 9

사후 예술가와 작품으로 대화하다

가우디가 적절한 치료를 받았다면 어땠을까? 아픈 채 죽겠다며 고집

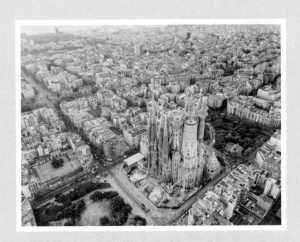

사그라다 파밀리아 성당은 1882년에 공사가 시작된 가우디의 최고 야심작이며, 아직 완공되지 않았기 때문에 현재도 계속 건축 중이다. 가우디 사망 100주년인 2026년 완공을 목표로 지어지고 있다.

을 부린 가우디가 믿다. 하지만 치료를 거부한 결정은 가우디 인생에 기록된 단 한 번의 저항 운동일지도 모른다.

가우디에게 개혁은 별로 어울리지 않는다. 그는 규칙적으로 기도를 드렸고 건물을 보수하며 나날을 보냈다. 그가 말년에 몰두한 사그라다 파밀리아 성당은 가우디의 철학이 특히 잘 나타나 있다.

사그라다 파밀리아 성당은 가우디 최고의 걸작으로 '빛의 성당'이라 불린다. 독실한 가우디는 지구의 자전과 공전은 신의 뜻이고, 빛은 신의 축복이라 믿었다. 이를 아름답게 드러내고자 시시각각 색이 변하도록 성당을 설계한다.[16]

성당 창문은 다채로운 색의 유리로 꾸며졌다. 빛은 유리에 여과되고 다양한 색으로 성당의 어둠을 밀어낸다. 지구의 자전에 따라 성당 안은 파란색으로 채워지기도 하고 붉게 물들기도 한다. 가우디는 신의 광채가 가득한 성당에서 감사 기도를 드릴 신자를 생각하며 뿌듯해했다(192쪽 다음에 수록한 화보에서 확인할 수 있다).

이렇듯 신실한 가우디에게 1909년의 '스페인 비극 주간la Semana Trágica'은 잔인한 시련이었다. 그해 7월 25일, 스페인의 전쟁부 장관Minister of War은 젊은이들을 징집한다. 예비역을 마친 사람이나 생계가 어려운 이들까지 징집 명단에 포함됐다. 소집 이유도 형편없었다. 북아프리카 광산의 노예를 감시할 예정이었다.

장관은 "징집이 싫다면 돈을 내라"고 했다. 부자들은 징집을 피할 수 있었고 돈이 없는 대부분은 끌려갔다. 아이러니하게도 징집된 병사들은 유명한 가톨릭 사업가의 배를 타고 아프리카로 떠나게 된다. 군중들은 야유했다. "가톨릭은 정부와 결탁했고, 신자들은 돈만 밝힌다." 사건은 폭동으로 번졌다. 기득권과 결탁한 가톨릭에 비난이 쏟아졌다. 시민들은 80여 채가 넘는 교회 건물을 부수고 불태운다. 거리는 개혁을 외치는 인파로 가득했다.

가우디는 괴로웠다. 그는 청렴하게 살았고 성당을 지으며 일생을 보냈다. 다른 이들이 자신을 좋게 평가해 주리라 믿었다. 하지만 현실은 달랐다. 군중의 눈에는 가우디도 불쾌한 부르주아 가톨릭 신자와 다를 바 없었다.

비극 주간 이후 가우디에 대한 평가는 급속도로 나빠진다. 사망 10주년인 1936년, 가우디의 묘지는 과격주의자들에 의해 방화되고 경찰들에 의해 파헤쳐지기까지 했다. 1950년 즈음 살바도르 달리 등이 재평가하기 전까지 가우디는 20여 년간 혹평을 받는다.

노면 전차에 치인 가우디가 지인의 조언대로 치료를 받았다면 죽음을 늦출 수 있었을지 모른다. 회복한 가우디는 잃어버린 평판을 되찾고 의욕적으로 작업에 매진했을 수도 있다. 하지만 다시 기회가 주어진다 해도 가우디는 같은 선택을 할 것이다. 가우디의 유언은 부유한 옷으로 치장한 가톨릭 사업가들을 겨냥했다. "옷차림은 중요하지 않다. 난 가난한 사람들 편이 좋다." 진정으로 신과 함께한 가우디의 일침이다. 가우디답다.

어떤 평론가는 작품을 알기 위해 작가를 탐구하는 일이 촌스럽다고 말한다. 그럴지도 모른다. 하지만 작가를 아는 일은 작품을 깊게 느끼는 데 도움을 주기도 한다. 가우디가 그렇다. 가우디는 자신의 경험을 작품에 투사하길 주저하지 않았다. 건물 곳곳에 그의 삶과 생각이 스며 있다.

건강한 신체에 건강한 정신이 깃든다는 말에 그리 동의하지 않는다. 오히려 예술가들은 그들의 고통을 작품에 융해해 뽑아낸다. 가우디는 고질적인 관절염과 사투를 벌이며 인생을 보냈다. 이는 뼈에 대한 관심으로 자연스럽게 이어졌을 것이 분명하다.

예술가의 삶을 들여다보면 그들의 작품에 대한 이해와 애정이 생긴다. 가끔은 시간과 언어를 뛰어넘어 그들과 대화를 나눈다는 착각마저 든다. 가우디의 건축은 무엇을 말할까? 우리는 가우디의 작품에서 '뼈'를 보았다. 죽은 예술가와의 대화는 이렇게도 가능하다.

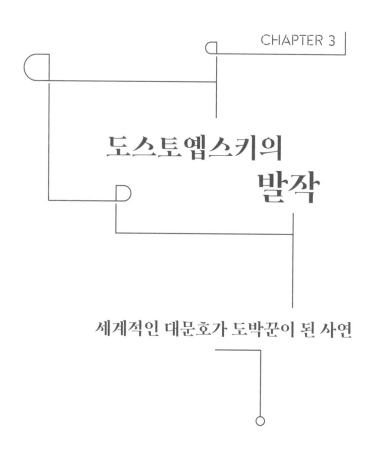

CHAPTER 3

도스토옙스키의 발작

세계적인 대문호가 도박꾼이 된 사연

SCENE 1

원고 마감에 쫓기는 노름꾼

여기 도박에 빠진 순례자가 있다. 실력은 형편없고 유산은 털린 지 오래다. 돈을 꿔 달라며 매번 친구들에게 편지했다. 어디서도 자금을 마련할 수 없을 땐 땅을 치며 울었다.[1] 순례자는 유럽을 유랑하며 돈을 뿌렸다. 독일에서도 어김없이 카지노를 찾는다. 영혼까지 걸며 룰렛

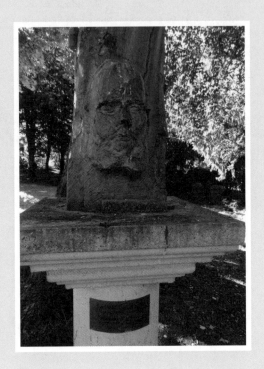

비스바덴 쿠어하우스 카지노가 도스토옙스키라는 호구를
기념하기 위해 세운 흉상.

을 돌렸고 결국 귀국할 여비마저 날린다.

　그가 러시아의 대문호 도스토옙스키(1821~1881)라는 사실을 판
에 앉은 그 누가 눈치챌 수 있었을까. 대문호는 끝까지 짜인 치약처
럼 재산을 털렸다. 독일 비스바덴 쿠어하우스 카지노는 도스토옙스
키를 두고 '기념할 만한 호구'라며 그의 이름을 딴 홀을 만들고 흉상

을 세웠다.[2]

도박에 빠진 방탕한 모습과는 달리 도스토옙스키는 철저한 그리스 정교 신자였다. 도스토옙스키를 접한 사람들은 입을 모아 그를 '성자의 재림'이라 칭했다. 그 성자는 매일 룰렛을 돌렸고 소설을 쓰겠다며 가불을 받은 돈까지 잃는다. 정작 글은 하나도 쓰지 못해 위약금을 물어야 할 판인데 마감일은 26일 뒤로 다가왔다.

그래서 친구들이 나선다. "아이디어만 주게. 우리들이 소설을 같이 써 줄 터이니 자네는 마지막에 어투만 고치면 되지 않겠나?"

고집스러운 도스토옙스키는 말한다. "그딴 식으로 쓰면 '내 소설'이 아니라고!"

누구도 대문호의 고집을 꺾지 못했다. 절친한 친구는 조금이라도 그에게 도움을 주고자 속기사 안나 스니트키나를 붙여 주고 숙소를 나섰다. 도스토옙스키는 자기 소설을 쓰는 데 대필은 물론 속기사조차 필요 없다고 했으나 계속된 친구의 권유에 마지못해 속기사를 고용한다.

다행히 스니트키나는 상당히 유능했다. 도스토옙스키의 횡설수설한 문장을 정갈히 글에 담아낸다. 26일 만에 원고가 나왔고 17장으로 구성된 소설이 탄생했다. 제목은 《노름꾼》이다.

나는 흠칫 놀라며 직감을 했다. 그러니까 이제 곧 내가 지게 된다는 것을 순간적으로 깨달은 것이다! 이 한판에 나의 인생이 걸려 있다!

_《노름꾼》(1866)

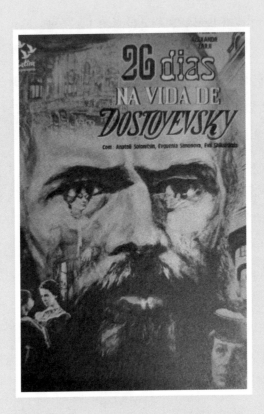

영화 〈토스토옙스키의 26일〉 포스터. 이 영화는 1981년 베를린 국제 영화제에서 남우 주연 은곰상을 수상했다.

원고는 계약 마감 2시간 전에 편집자에게 전달된다. 쫓기는 26일을 함께 보낸 46세의 도스토옙스키와 21세의 스니트키나는 이후에 결혼한다. 소설보다 재미있는 이 일화는 영화로도 제작된다. 결말은 행복하지만 과정의 기괴함은 찝찝하다. 순례자와 같다던 도스토옙

SCENE 2

머릿속에 전기 뱀장어가 산다

도스토옙스키가 도박에 빠진 이유는 간질 발작 때문일 가능성이 높다.[3] 그는 간질 발작 환자였고 발작은 삶의 중요한 순간에 불쑥 튀어나와 그를 괴롭혔다. 첫 결혼은 시작부터 꼬였다. 도스토옙스키는 피로연에서 끔찍한 발작을 했고 아내는 매우 놀란다. 결국 이후로 사별할 때까지 관계가 좋지 못했다. 속기사 스니트키나와의 두 번째 결혼식에서는 2번 발작한다.

　간질 발작 환자의 뇌에는 '흥분 신경 세포군'이라는 초대받지 못한 전기 뱀장어가 산다. 이들은 뇌 어딘가에 은밀히 숨어 비정상 전기를 뿜어 대고, 잘 작동하던 뇌는 뜬금없는 충격에 교란된다.[4] 신체를 통제하는 뇌가 마비되니 몸은 부들부들 떨리고 기억은 조잡해질 수밖에 없다.

　간질 발작 환자의 뇌는 방어 수단도 변변치 않다. 흥분 신경 세포군을 부추기는 흥분성 신경 전달 물질이 많고, 이를 방어할 억제성 신경 전달 물질은 적다. 흥분성 신경 전달 물질이 특히 문제다.

　흥분성 신경 전달 물질은 종종 도박 중독을 유발한다.[5, 6] 이 물질의 농도가 높은 간질 발작 환자들은 도박에 취약하다는 주장이 있고 흥분성 물질 억제제로 도박을 치료했다는 연구도 발표됐다.[7] 어떤

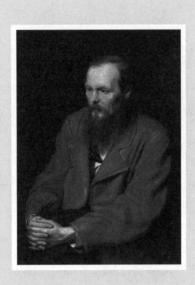

19세기의 러시아 화가 바실리 페로프가 1872년에 그린 도스토옙스키의 초상화.

환자들은 흥분성 물질에 취해 식사까지 거른다. 물론 이 분야는 논의가 이뤄지는 단계로, 조심스러운 해석이 필요하다. 일부 연구는 흥분성 물질 억제제 투여로 습관성 중독이 늘었다는 보고를 하기도 했다.[8]

내 수중엔 한 푼도 없소. 계속 점심을 못 먹었고, 아침과 저녁을 차로 때우며 지낸 지 벌써 사흘 되었소. 이상한 것은 먹고 싶은 욕구도 없다는 것이오.

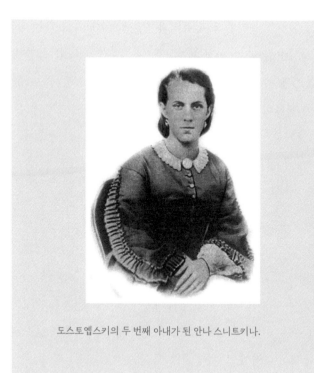
도스토옙스키의 두 번째 아내가 된 안나 스니트키나.

도스토옙스키는 방탕한 노름꾼과는 다르다. 그는 뱀장어 일당에게 조종당한 가여운 먹잇감이었다. 과거에는 도스토옙스키의 도박 중독을 강압적인 아버지 밑에서 친구 없이 자란 정신적 트라우마 때문이라고 해석하기도 했다.[9] 이런 주장은 정확하지 못할 뿐 아니라 도스토옙스키를 이해하는 데 도움이 되지 못한다. 그의 도박 증세는 강한 의지로도 끊어 낼 수 없는 것이었다. 도스토옙스키는 아내의 만류에도 불구하고 도박을 멈추지 못했다.

영혼을 탐구하던 성자는 그날도 룰렛과 카드를 쥐었다. 그는 자신의 이중성에 괴로워했다. 컴퓨터와 모바일 뒤에 숨어 댓글 테러를 하는 범죄자처럼, 흥분 신경 세포군은 뇌 속에서 정체를 숨긴 채 도스토옙스키를 집요하게 자극했다. 그래서 잡아내고 싶다. 초대받지 못한 전기 뱀장어는 도스토옙스키의 뇌 어디에 자리를 잡고 있을까.

SCENE 3

글에는 작가의 삶이 지문처럼 찍힌다

무장 강도가 도둑보다 낫다는 판결이 있다. 강도는 정정당당히(?) 싸울 기회를 주지만 도둑은 비겁한 데다가 추적까지 어려워 수사에 난항을 준다는 논리다. 도스토옙스키의 '전기 뱀장어 색출 작전'도 같은 이유로 수색이 어렵다.

만성 질환은 무장 강도다. 당뇨 환자는 혈당 조절을 위해 인슐린을 챙기고 쇼크에 대비해 사탕을 준비한다. 이러한 준비성은 훌륭한 단서다. 사탕과 인슐린을 소지한 사람은 당뇨 환자일 가능성이 높은 것이다. 반면 도스토옙스키의 발작은 도둑과 같다. 언제 튀어나올지 모르니 대비를 못 한다. 그래서 단서가 없고 수사도 어렵다. 결국 간질 발작은 현장에서 현행범으로 체포해야 한다. 즉, '발작이 일어나는 순간'을 관찰하는 것이 중요하다. 발작 전 느낌이나 발작의 모양새, 발작 후 상태도 살펴야 한다.

아쉽게도 도스토옙스키가 활동하던 19세기에는 간질에 대한 나쁜 인식 때문에 면밀한 기록이 남지 못했다.[10] 사람들은 '악마의 하수꾼'이나 '알코올 중독자'라며 발작 환자들을 비난했고 지인들은 친우의 병을 쉬쉬했다. 도스토옙스키의 발작 역시 남편을 안쓰러워한 아내의 증언 정도만 남아 있다.

증거는 없고 증언은 빈약하다. 단서가 부족하다. 의외의 현장에서 질병의 흔적을 찾아낼 새로운 수사법이 필요하다. 다행히 적당한 모델이 있다. 도스토옙스키의 소설 《죄와 벌》에 등장하는 형사 포르피리 페트로비치다(지금도 주어진 얕은 단서만으로 범인을 색출해 내는 탐정을 셜록 홈스 스타일, 동물적 감각으로 간과된 단서를 뽑아내는 탐정을 포르피리 스타일이라고 한다).

형사 포르피리는 땅딸보에 배가 나온 중년으로 빙글 둘러보아도 명석한 구석이 없다. 그래서 송곳 같은 추리 능력이 더욱 돋보인다. 작품 속 포르피리는 '전당포 노파 살인 사건'을 맡는다. 목격자가 없는 어려운 사건이다. 그는 들개처럼 낮은 보폭으로 범인을 추렸다.

노파를 살해한 주인공 라스콜리니코프도 포르피리의 수사망을 피할 수 없었다. 포르피리는 라스콜리니코프의 논문 《범죄에 대하여》를 읽는다. '선한 목적을 위해서는 악한 수단도 허용된다'거나 '이런 일을 할 비범한 자가 있다'라는 주장이 가득했다. 덕분에 포르피리는 라스콜리니코프가 전당포 노인을 살해했다고 확신한다.

"뭐라고요? 누가 죽였느냐고요?"
형사 포르피리는 자신의 귀를 못 믿겠다는 듯이 되받아 물었다.
"당신이 죽였지요. 라스콜리니코프! 바로 당신이 죽인 겁니다."
_《죄와 벌》(1866)

글에는 작가의 삶과 사상이 지문처럼 찍혀 범죄를 풀어낼 단서가 된다. 도스토옙스키 작품 속 포르피리는 그렇게 말했다. 우리도 포르피리로 빙의해 비슷하게 추론해 본다. 도스토옙스키는 9편의 소설에 간질 환자를 등장시켰다. 그가 소설을 쓸 당시 간질 발작은 거의 연구되지 않았고 참고할 문헌도 없었다. 결국 도스토옙스키는 자신의 발작을 거울 삼아 소설을 썼다. 이제 우리 차례다. 소설에 남은 간질 발작을 지문 삼아 그의 간질 발작을 추적해 본다.

SCENE 4

개똥지빠귀처럼 조짐을 느끼다

목 끝부터 터져 나오는 비인간적인 비명이 쏘아졌다. 그녀는 바닥에 쓰러져 경련했고, 입술은 뒤틀려 격정에 찬 얼굴로 구겨졌다.

_《여주인》(1847)

끔찍한 비명이 갑자기 그녀의 가슴에서부터 터져 나왔고 얼굴에는 경련이 일었다. 그녀는 격렬히 몸을 떨며 바닥에 나동그라졌다. 발작이 끝나도 생각에 집중할 수 없고, 단어를 고르기 버거웠다.

_《상처받은 사람들》(1861)

도스토옙스키가 묘사한 발작은 두말할 것 없이 강직 간대성 발작tonic-clonic seizures이다. 온몸의 근육이 강직되었다가 휙, 홱 비틀리기를 반복

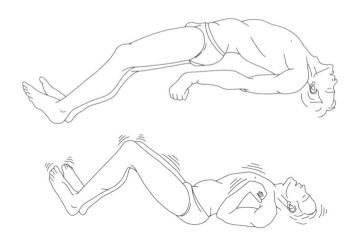

강직 간대 발작 모식도. 강직 간대성 발작은 강직 단계(위)와 간대 단계(아래)로 나뉜다. 강직 단계에서는 근육이 강력히 수축하며 몸이 활처럼 휘게 된다. 때로는 이 강력한 근수축으로 척추뼈가 부러지기도 한다.[11] 근육에 저장된 에너지가 모두 소모되면 간대 단계가 온다.

한다. 혀가 말리고 호흡도 힘들다. 그렇다고 환자의 혀를 보호하겠다며 입에 뭘 넣는 말자. 기도가 막혀 위험하다.

느낌도 중요하다. 몇몇 간질 환자는 발작 전에 '그것이 올 것만 같다'고 예감한다.[12] 이를 조짐aura이라고 한다. 이런 신통한 능력은 몇몇 동물에서도 관찰된다. 개똥지빠귀가 대표적이다. 이 조그마한 새는 아마존에 서식하다가 북미로 올라와 6월 중순 알을 낳는다. 2주일이면 새끼가 알에서 깨어난다. 어미는 새끼를 충분히 보살피고 7월에 아마존으로 돌아간다.

그러나 개똥지빠귀들이 새끼를 보다 말고 6월에 아마존으로 떠나는 경우도 있다. 이는 몹시 기이한 일이다. 번식과 번성이라는, 태

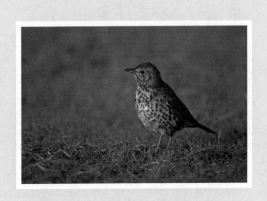

개똥지빠귀가 어떤 방식으로 허리케인을 예측하는지 아직
정확하게 밝혀진 것은 없다.

초부터 프로그램된 고결한 사명을 포기하게 만든 원인은 무엇인가?
학자들의 연구 결과는 놀라웠다.

개똥지빠귀가 자식을 팽개치고 아마존으로 날아오른 때는 유난
히 강력한 7월의 허리케인과 관련이 있었다. 새끼를 키우다가 허리
케인에 휩쓸려 멕시코만에 수장되는 것보다는 일찍 돌아가 내년 번
식기를 기다리는 편이 현명하다. 50그램도 안 되는 개똥지빠귀의 허
리케인 예측 능력은 인간이 40년 동안 연구한 기압 진동 예측 방식보
다 정확했다.[13]

개똥지빠귀가 폭풍을 눈치채고 날아오르듯, 조짐으로 발작을
준비하는 환자들이 있다(물론 모든 간질 발작 환자가 조짐을 감각하지는 않
는다). 조짐은 다양하다. 몇몇 환자는 속이 매스껍다고 하고 일부는

데자뷔를 경험한다. 이상한 냄새를 맡거나 불안한 감정을 느끼기도 한다.

도스토옙스키에게도 조짐이 있었다. 그는 발작 전 '황홀하면서도 충만한 기분'을 만끽했다. 독특한 조짐인데 이 또한 소설에 자주 등장한다.

> 발작은 때론 3일을 이어 간다. 멈췄다 사라져선 갑자기 치밀어 덮친다. 나는 발작을 모른다. 그러나 그것이 '오고 있다'는 느낌은 꽤나 분명하다.
> _《카라마조프 가의 형제들》(1880)

> 그 느낌은 단 몇 초 만에 여러 번 나를 강타한다. 지구의 언어로 표현할 수 없는 갑작스러운 충만감과 영원한 조화의 감각이 나를 감싼다.
> _《악령》(1872)

SCENE 5

끔찍했던 피로연을 마치고

도스토옙스키 소설 속 발작은 자화상과 같다. 자신의 시선으로 자신을 묘사하기 때문이다. 훌륭한 탐정은 목격자의 증언도 수집해야 한다. 속기사이자 두 번째 부인인 스니트키나는 자서전을 통해 도스토옙스키의 발작을 서술한다.

> 빈털터리 대문호를 처음 만난 날이었다. 대문호는 지쳐 보였다.
> "그럴 수밖에요." 그는 힘없이 말했다. "며칠 전에 발작을 해서 기
> 운이 통 없거든요."

도스토옙스키는 스니트키나와의 결혼식 피로연에서 2번 발작
했다. 담소를 나누다가 '조금씩 말이 어눌해지더니 몸이 앞으로 기울
고'는 '비인간적인 끔찍한 비명'을 내질렀다. 이내 '완전히 고꾸라지
면서 온몸을 떨기' 시작한다. 도스토옙스키가 묘사한 강직 간대성 발
작과 같다.

강직성 발작이 시작되면 환자는 의식을 잃고 쓰러진다. 근육의
강한 경련이 폐의 공기를 밀어내고 횡격막은 마비되어 헐떡거리는
비명을 지른다. 호흡이 곤란해 얼굴이 푸르스름해지거나 회색빛으
로 변한다.

이후 간대 단계가 찾아온다. 얼굴은 일그러지고 팔다리가 비틀
린다. 격렬한 발작이 저장된 근육 에너지를 몽땅 털면 비로소 몸이
이완된다. 때로는 장이나 방광이 같이 풀려 대소변을 지리기도 한다
(강직 시기에도 자율 신경의 과도한 흥분으로 실금이 생길 수는 있다).

발작은 흥분 신경 세포군의 갑작스러운 전기 충격 때문에 발생
한다. 뇌는 충격의 여파를 수습할 시간이 필요하기 때문에 모든 행동
을 멈추고 회복에 들어간다. 그래서 환자들은 간질 발작 후 몇 분 동
안 의식을 잃기 쉽다. 도스토옙스키도 발작 후 의식을 잃었다. 그는

몇 시간 동안 혼란스러워했다. 육체는 지쳐 보였다. 도스토옙스키는 발작 후 말을 어눌하게 했고 정확히 단어를 고르지 못했다. 우울한 기분은 종종 며칠간 지속됐다고 한다.

황홀한 발작은 어디서 시작되는가

발작 전 황홀을 감각하고 발작 중 비명이 속행한다. 미녀와 야수 같은 도스토옙스키의 기묘한 발작은 학자들의 궁금증을 자극했다. 도대체 뇌의 어느 부위가 흥분 신경 세포군에 장악당하면 이런 독특한 발작이 발생하는가.

흥분 신경 세포군은 우리 뇌 어디에나 존재할 수 있다. 안쪽 관자엽에 위치해 발작을 유발하면 치밀어 오르는 명치 조짐과 함께 껌 씹는 동작을 반복한다. 이마엽 흥분 신경 세포군은 환자를 갑자기 일으켜 세우거나 허공에서 자전거를 타듯 발을 빙글빙글 돌리게 만들기도 한다.

도스토옙스키의 발작을 정리해 보자. 발작 전, 기분이 고양되는 조짐이 있다. 발작 초기, 끔찍한 비명을 지르며 넘어져 덜덜 떨었다. 발작 후기, 얼굴과 팔다리를 비틀며 괴로워했다. 발작 후, 일시적 실어증이 생겼고 우울한 기분이 이어졌다. 이를 토대로 의사들은 도스토옙스키의 흥분 세포군이 내측 측두엽medial temporal lobe이나 뇌섬엽insula 과 같은, 감정을 자극함과 동시에 강직 간대 발작을 유발할 수 있는

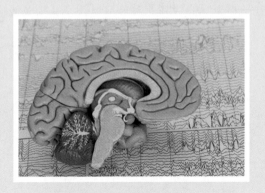

간질 환자들의 머릿속에는 마치 커다란 전기 뱀장어가 사는 듯하다. 이 녀석이 뇌의 어느 부분에 숨어 있는지 찾아내는 것이 간질 치료의 첫 단계이다.

부위에 있을 것이라고 추정했다.[14, 15]

그 위치를 색다른 방식으로 추론한 연구도 있다. 신경외과 의사들은 전기봉을 들고 환자의 뇌 이곳저곳에 직접 전기 자극을 가했다. 뇌섬엽 배전위dorsal anterior insula도 자극한다. 이곳에 충격을 받은 환자들은 '이 세상 것이 아닌 듯한 근사하고 충만한 감정'을 느꼈다고 한다. 도스토옙스키와 같다.[16]

이는 당연히 가학이거나 불법이 아니다. 간질 수술 전, 의사는 환자의 뇌에 전기 자극을 가한다. 흥분 신경 세포군을 찾으려는 시도다. 문제를 일으키는 흥분 신경 세포군이 자극되면 환자는 평소의 간질 증상이 재현된다. 의사는 이 부위만 제거하고 정상 부위는 최대한 보존한다. 그래야 수술 후 합병증을 줄일 수 있다.

색출한 방식만 다를 뿐 도스토옙스키의 발작의 시작점이 측두엽이나 뇌섬엽일 것이라는 결론은 같다. 우리가 도스토옙스키의 소설로 전기 뱀장어의 위치를 지목했다면, 신경외과 의사들은 전기봉을 들고 뱀장어 둥지를 습격한 셈이다.

SCENE 7

발작을 유도하는 자극에 포위되다

도스토옙스키는 대중 연설 때마다 '갑자기 발작해서 청중들이 나를 정신 이상자로 보지는 않을까' 노심초사했다. 기침처럼 나오는 발작을 막으려고 부단히 노력했다. 하지만 발작은 이를 무시하듯 결혼식처럼 특별한 순간에 매번 찾아와 무대를 망쳤다. 물음표를 짓게 만든다. 발작은 왜 하필 중요한 때에 튀어나와 그를 괴롭혔을까? 도스토옙스키가 운이 없어서가 아니다. 간질 발작이 쉽게 유도되는 몇 가지 조건이 있다.

간질 발작은 음주, 과도한 호흡, 수면 부족, 불빛의 깜박임 등에 의해 유발된다. 신경과 의사들은 진단을 위해 환자들에게 풍선을 불게 하거나 급격히 변환되는 흑백 영상으로 자극을 주어 발작을 유도하기도 한다. 최근에는 빠르게 숨을 쉬게 하거나 전등을 깜빡여 자극을 주는 방식으로 검사한다(억지로 술을 먹이거나 고문하듯 잠을 못 자게 하지는 않는다).

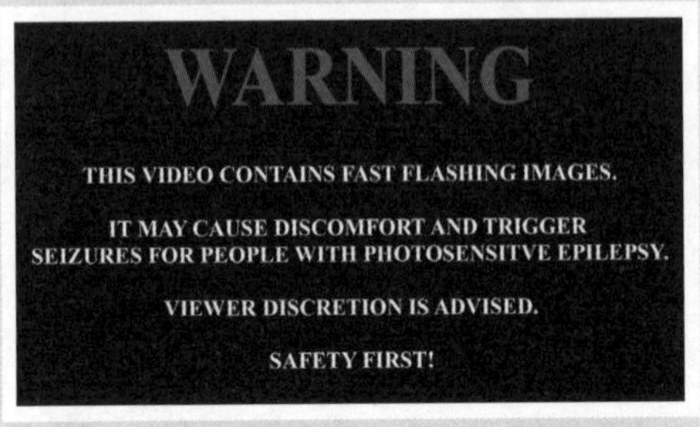
WARNING
THIS VIDEO CONTAINS FAST FLASHING IMAGES.
IT MAY CAUSE DISCOMFORT AND TRIGGER SEIZURES FOR PEOPLE WITH PHOTOSENSITVE EPILEPSY.
VIEWER DISCRETION IS ADVISED.
SAFETY FIRST!

일부 뮤직비디오, 게임, 애니메이션에는 '본 영상에는 빠르게 번쩍거리는 이미지가 있고, 이는 빛에 민감한 간질 환자에게 간질 발작을 유발할 수 있으니 주의를 요한다'는 안내 문구가 삽입된다.

이런 사실은 제법 알려져 있다. 빛이 반복적으로 번쩍거리는 뮤직비디오나 게임에는 '본 영상은 발작을 유발할 수 있습니다'라는 안내 문구가 붙는다. 주류 회사는 과도한 음주가 간질 발작을 촉발할 수 있다고 경고한다.

경고문은 없지만 극적으로 발작을 유발하는 환경이 있다. 바로 클럽이다. 막 성인이 된 이들에게 클럽만큼 호기심을 자극하는 곳이 없다. 이들은 잔뜩 술을 먹고 헐떡이며 춤을 추다가 생애 처음으로 발작해 병원에 실려 오곤 한다. '음악에 빠져 잠을 거르고, 독한 술을 마시며, 번쩍거리는 화면에 취해, 숨이 가쁠 때까지 뛰어노는 EDM 축제'는 발작을 유발하는 종합 세트라고 할 수 있다.

도스토옙스키의 피로연 자리를 상상해 본다. 그는 백야 현상으로 번쩍거리는 러시아의 긴 땅을 가로질러 달려와 정신없이 결혼식을 마치고 잠도 자지 못한 채 격양된 분위기에서 술을 마셨다. 음주, 과호흡, 수면 부족, 빛 자극, 모두 있다. 매번 발작했을 수밖에 없다.

SCENE 8

영혼의 외과 의사를 만나다

질병이 정신과 닿아 있기 때문일까. 대문호는 인간의 영혼을 탐구했고 이를 소설로 옮겼다. 혼을 다루는 외과 의사가 있다면 도스토옙스키에게 배워야 한다. 대문호는 칼같은 질문으로 정신을 해부했다. 다음은 그의 소설 《카라마조프 가의 형제들》의 한 대목이다.

"그건 이미 오래전에 어느 의사가 저에게 해 준 얘기와 같군요." 장로가 입을 열었다.

"그는 나이가 지긋이 든, 이론의 여지 없이 똑똑한 사람이었지요. 그도 당신처럼 그렇게 노골적으로 말했습니다. 모순적인 자신에게 놀라곤 한다고 말이지요. 인류 전체를 사랑하면 할수록, 사람들 개개인은 점점 덜 사랑하게 된다고 말입니다."

장로는 말을 이어 갔다.

"그는 이렇게 말했습니다. 몽상 속에서는 인류에 대한 열정적인 봉사를 생각하기에 이르고, 갑자기 어떤 식으로든 요구가 있을 시엔 정말로 사람들을 위해 십자가형도 마다하지 않을 각오를 하게 된다, 하지만 실제로는 고작 이틀도 누구와 한 방에서 지낼 수 없다, 이건 경험을 통해 잘 알고 있다, 라고 말이지요."

날 선 통찰에 영혼 일부가 박리되어 옴짝달싹 도말되는 착각을 느낀다. 이런 재능 덕에 도스토옙스키는 '심연을 들여다보는 자'라 불렸다. 그의 작품은 헤밍웨이부터 무라카미 하루키까지 수많은 천재에게 영감을 줬다. 그와 동시대를 산 톨스토이는 "모든 문학서를 불살라도 도스토옙스키 책만은 보존해야 한다"라고 극찬했다. 영국인의 셰익스피어 사랑도 도스토옙스키 앞에서는 주춤한다. 모더니즘을 탄생시킨 작가 버지니아 울프는 이렇게 평했다.

셰익스피어 작품은 더 이상 흥미로운 읽을거리가 없다. 도스토옙스키밖에는 아무도 없다. 그의 소설은 오직 순수하게 영혼의 재료로만 빚어낸 작품이다.

고양된 기분을 느낀 백치

19세기에 간질은 신이 악인을 심판하기 위해 내린 천형으로 취급됐다. 독실한 신자인 도스토옙스키는 괴로웠다. 악한 질병에 도박 중독자인 자신이 천국에 갈 수 있을지 확신이 없었다. 그렇기 때문에 오히려 불경스러운 그림에서 그는 희망을 보았다.

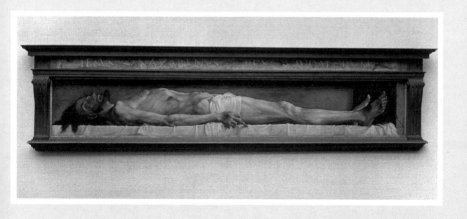

〈무덤 속 죽은 예수의 시체〉는 독일에서 태어난 초상화의 거장, 한스 홀바인의 1521년 작품이다.

독일 바젤 미술관에 전시된 〈무덤 속 죽은 예수의 시체the Body of the Dead Christ in the Tomb〉는 도스토옙스키를 매료시켰다. 대문호는 20분간 그림에서 눈을 떼지 못한다. 아내 스니트키나는 '저러다 또 발작하는 건 아닌지' 걱정했다고 한다. 그림은 15세기 독일 미술의 거장 한스 홀바인의 작품이다. 그는 결이 좋은 석회 나무 목판 위에 달걀노른자와 착색 안료를 섞어 예수를 그렸다.

작품은 제목만큼 충격적이다. 성스럽게 묘사되어 온 예수가 방금 사망한 사람처럼 그려졌다. 피부는 멍들고 찢겼고, 눈은 탁하고 입은 힘없이 벌어졌다. 관객을 조롱하듯 가운뎃손가락은 치켜세워져 있다(당시에도 홀로 곧게 뻗은 중지는 욕이었다).

한스 홀바인의 의도는 명백했다. 그는 실제 관 사이즈와 유사하게 가로 200센티미터, 세로 30.5센티미터 크기로 작품을 제작했고 라인강에서 회수한 이름 모를 시신을 모델로 삼았다. 15세기 당시의 미술은 신을 찬미하는 도구에서 현실을 반영하는 거울로 변모하던 때다. 한스 홀바인은 '언젠가 반드시 부활할 것'을 전제로 그려져 온 예수의 죽음을 '벗어날 수 없는 인간의 사망'으로 격하한 것이다.

한스 홀바인의 의도와는 반대로, 타락은 대문호에게 희망을 줬다. 도스토옙스키는 일그러진 신을 보며 불치병을 앓는 자신도 예수를 닮을 수 있다고 꿈꾼다. 이를 글로 옮기고 싶었고 곧바로 소설《백치》를 구상한다. 도스토옙스키는 주인공 미쉬킨을 완벽함에 도달한 예수와 같은 인간으로 묘사하고 집요하게 자신과 일치시켰다.

미쉬킨은 간질 환자로 등장한다. 발작 양상은 도스토옙스키와 같은 강직 간대 발작이다. 조짐도 같다. 미쉬킨은 발작 전 '기분이 고양되는 감정'을 느낀다.

> 마음은 특별한 빛으로 넘쳐 났고, 모든 불안과 의구심은 마치 한 번에 진정된 것처럼 사라졌다. 이윽고 발작이 시작됐다. 미쉬킨은 가슴에서 찢어지고 어떤 노력으로도 멈출 수 없는 자신의 끔찍한 울부짖음의 첫 소리를 들었다. 이내 의식은 순식간에 사라졌고 완전한 어둠이 뒤따랐다.
>
> _《백치》(1869)

미쉬킨은 치료를 위해 정신과 전문의를 만난다(요즘은 신경과에 간다). 의사는 미쉬킨이 '미쳤고', 이를 완화시키려면 '체조와 냉수마

찰이 필요하다'고 선언했다. 잘못된 치료마저 도스토옙스키가 받은 처방과 같다.

SCENE 10

지랄병의 역사와 함께한 대문호

간질 발작 환자는 곰이 마늘을 먹을 때부터 주인공이지 못했다. 소외된 그들은 조연으로만 무대에 등장한다. 조선 시대에 간질 발작은 '지랄병'이라 불렸다. 치료를 위해 생사람의 넷째 손가락을 잘라 먹였다고 한다.

> 경상도 곤양昆陽 사람 진겸陳謙의 아비가 간질癎疾로 고생하였는데, 겸이 손가락을 잘라 태워 가루로 만들어 아비에게 먹였더니[17]

어느 부모가 자식의 손가락을 먹고 싶겠는가. 이런 불효도 없다. 그러나 아버지에게 자신의 손가락을 먹인 불효자 진겸은 이야기의 주인공이 되고, 유교를 중시한 나라는 그에게 효자라며 관직을 내린다. 신기하게도 이 끔찍한 치료법은 효과가 있는 것처럼 보였다. 물론 넷째 손가락이 한자로 '약지藥指'이기 때문은 아닐 것이다. 간질 환자들은 자기 자식들이 줄줄이 손가락을 자를까 무서워 발작을 안 한 척한 것인지, 나이를 먹고 저절로 병이 나은 것인지 알 길이 없다.

　서양도 처지는 비슷했다. 간질 환자들은 럼rum(당밀을 발효시키고

83

증류해서 만든 술) 중독자로 오해를 받았고 도스토옙스키 역시 비난을 피하지 못한다. 그들이 럼 중독자로 오인받은 데에는 쓸데없이 유서 깊은 이야기가 있다.

15세기는 대항해 시대였다. 배들은 황금과 향신료를 싣고 유럽으로 돌아와 큰돈을 벌었다. 입소문이 나자 너도나도 배를 띄웠고 장거리 항해는 늘어 갔다. 선원들은 긴 시간을 배에서 보내게 됐다. 오랜 항해는 지치고 선원은 술을 원했다. 즐겨 마시던 맥주는 대서양의 뜨거운 태양 아래 금방 상했다. 지루한 바다 위에서 술마저 없으면 폭동이 일어날지 모른다. 선장은 고민했고 값싼 증류주 럼은 좋은 대안이 됐다. 선원들은 한결같이 럼을 사랑했고 많이 마셨다.

항해를 마친 선원들이 항구에 도착한다. 짐을 풀고 잠이 들 때쯤 몇몇은 심한 경련을 했다. 하지만 럼을 마시지 않은 선원은 경련을 하지 않았다. 시민들은 '럼을 마시면 발작한다'고 수군대며 이를 '럼 발작rum fits'이라 불렀다.[18] 럼 발작과 간질 발작은 비슷해 보였고 그래서 오해가 생겼다. 사람들은 '발작을 하면서도 럼을 끊지 못하는 구제 불능 중독자'라며 간질 환자들을 손가락질했다.

굳이 럼이 아니더라도 알코올 중독자가 갑자기 술을 끊으면 경련 증상을 보일 수 있다. 이를 '알코올 금단 증후군'이라고 한다. 매일같이 술을 마셨던 선원들이 오랜만에 술 없이 단잠을 잤을 때 일어난 덜덜 떨리는 발작은 알코올 금단 증후군이다. 간질 환자의 발작과는 다르지만 당시에는 알 길이 없었다. 게다가 악마의 질병이라 불린 간질 환자가 욕 좀 더 먹는 게 무슨 대수인가. 사람들은 비난했고 환자들은 소외됐다. 도스토옙스키도 의미 없는 냉수마찰을 하며 간질이

오지 않길 기도할 뿐이었다.

대문호가 세상을 떠난 지 18년 후인 1899년, 영국의 신경병 학자 존 잭슨은 간질 발작에 대한 과학적 논의를 최초로 제의한다. 이후 체계적인 뇌 과학 방법론이 제기되었으나 간질은 딱딱한 편견 덕에 오랫동안 관심을 받지 못했다. 20세기에 이르러 간질은 비로소 온전히 질병으로 받아들여졌고, 도스토옙스키의 불경한 꿈은 누구나 품을 수 있는 희망으로 변태했다.

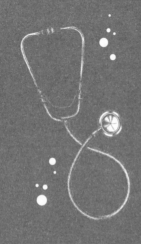

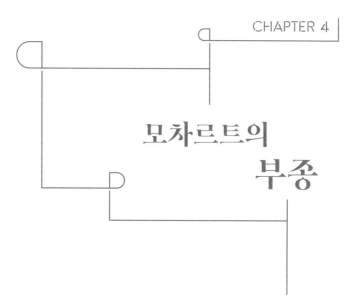

모차르트의
부종

음악 신동의 사인은 질투인가 돼지고기인가?

SCENE 1

천재의 리듬은 왜 갑자기 멈췄나

"처제, 와 줘서 고마워. 오늘 곁에 머물며 내가 죽어 가는 걸 봐 줘. 이 제 혓바닥에선 송장 맛이 나겠지. 그러니 아내 콘스탄체를 도와줘. 그 녀도 아프거든."

모차르트(1756~1791)는 솜을 누빈 잠옷을 입고 있었다. 아픈 그를 위해 처제가 특별히 만든 옷이었다. 콘스탄체는 울면서 기도하고 있었고 주치의는 모차르트의 뜨거운 머리 위에 습포를 올려놓고 걱정스레 팔짱을 꼈다.

자정이 넘자 모차르트는 숨을 헐떡였다. 중요한 일이라며 제자 쥐스마이어를 불렀다. 죽어 가던 모차르트의 입에서 경쾌한 팀파니 리듬이 울린다. "이봐, 쥐스마이어. 〈라크리모사 Lacrimosa〉 도입부에 팀파니는 변두리를 쳐야 해. 둠! 둠! 왼손 오른손 번갈아 가볍게."

쥐스마이어는 경청했다. "디 마이너 D minor가 기본이야. 펜을 들기 어려우니 휘파람으로 들려줄게."[1]

모차르트는 마지막 숨으로 음악을 불고 꺼진 꽃불처럼 세상을 떠났다. 미술품 수집가 요제프 뮐러는 모차르트의 얼굴에 석고를 칠했고, 친구 프리무스는 모차르트의 푹신한 잠옷을 벗기고 까칠한 수의를 입혔다.

장례식은 결혼식을 올렸던 슈테판 대성당에서 치러졌다. 정화 의식 내내 비바람이 몰아쳤다. 친구들은 관에 검은 천을 두르고 우산을 씌웠다. 아내 콘스탄체는 결혼식장 옆에 모차르트를 묻고, 묘비는 없었다.

모차르트를 위한 시구는 기사로 대신했다.

유년부터 천재적 색깔을 보이며 최고의 재능을 뽐내던 음악가 모차르트가 35세의 젊은 나이로 요절했다. 어떤 음악가라 할지라도 그를 뛰어넘기 어렵다.
_빈 신문사, 1791년 12월 7일[2]

모차르트의 부고에 유럽 대륙은 작은 촌락처럼 뭉쳤다. 4000명이 넘는 인원이 프라하에서 열린 추모 행사에 참석해 슬픔을 나눴고 사망 소식은 유럽 구석구석까지 퍼졌다. 천재 음악가의 요절은 입에서 입으로 공유됐고 사람들은 자연스레 물었다.

"그래서 모차르트는 왜 갑자기 죽었는데?"

타고난 신동, 광대로 살아가다

모차르트는 알프스를 마주한 오스트리아의 작은 마을 잘츠부르크에서 태어났다. 아버지는 동네 부악장으로 근무하던 음악가였다. 아들의 재능을 발견한 그는 6세의 모차르트를 데리고 유럽 순회공연을 시작했다.

아버지는 아들을 광대로 키웠다. 술집과 무도회장에 무대를 차리고 광고한다. "신사 숙녀 여러분! 매일 정오부터 오후 3시까지 신동의 바이올린과 하프시코드Harpsichord 연주를 들으실 수 있습니다. 건반을 헝겊으로 완전히 덮어씌워도 재주껏 칩니다. 즉석에서 선율 악보 저음부를 완성해 들려 드립니다. 입장료는 2실링 6펜스입니다."

모차르트는 흥행에 성공했다. 황후의 무릎 위로 뛰어올라 목을 안고 고상한 입맞춤으로 좌중을 사로잡더니 오롱이조롱이 뽑아낸 선율로 모두를 매혹했다. 엄격한 사제조차 아이의 오르간 연주에 빠져 신께 찬양하듯 박수를 쳤다.

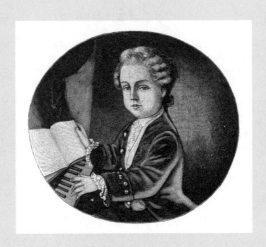

어린 시절의 모차르트. 1762년 아버지와 함께 떠난 첫 번째
음악 여행에서 요한 크리스티안 바흐를 만나 자신의 첫 번
째 교향곡을 썼다.

모차르트는 아침 미사에 흘러나온 〈미제레레Miserere〉를 한번 듣고
악보에 정확히 옮기는 비범함을 보이기도 했다. 〈미제레레〉는 성당
에서만 연주되는 곡이었는데 곡을 연습해야 하는 악사에게도 악보
사본이 허락되지 않았다. 이를 어기고 악보를 유출하면 파문에 처했
다. 로마 교황은 기상천외한 방법으로 불법을 저지른 모차르트에게
벌 대신 황금 박차 훈장을 수여한다.

모차르트의 음악은 계절을 지나 익은 과일처럼 영글었다. 아버
지는 모차르트가 설익기를 바랐다. 아들은 언제까지나 신동으로 남
아 가족을 위한 광대가 되어야만 했다. 아버지는 아들의 나이를 어리

게 속이고 독립을 막는다. 그는 모차르트가 가는 곳마다 따라다녔고 여의치 않을 때에는 어머니를 붙여 모차르트를 감시했다. 모차르트는 감히 대항하지 못한다. 죄를 고백하듯 밤마다 아버지께 노래를 불러 드리며 고해성사를 한다.[3]

SCENE 3

음악계와 사교계의 중심에 서다

거짓은 독이 되어 모차르트를 죽였다. 궁정 제후들은 떫은 열매의 씨를 뱉듯 모차르트를 내쳤다. 바이에른의 선제후는 이탈리아에서 실력을 더 쌓고 오라며 핀잔했고 모차르트를 총애하던 여왕은 그의 이미지가 가볍다며 궁정 악장으로 취직시켜 주지 않는다.

모차르트는 자신을 구독해 주던 귀족과 왕가의 갑작스러운 냉대에 당황한다. 신동이라는 색안경 때문에 적절한 평가를 받지 못한다고 생각했다. 모차르트는 용기 내어 말한다. "전하, 저는 이미 이탈리아에 3번을 다녀왔고 3개의 오페라를 썼습니다. 이탈리아 아카데미 회원 시험도 봤죠. 대가들도 5시간은 족히 걸릴 시험을 한 시간 만에 풀고 합격했답니다."[4]

선제후는 파리를 쫓듯 말한다. "어쩔 도리가 없어. 빈자리가 없으니까."

모차르트는 구독자가 떠나 버린 서커스 놀음에서 벗어나기로 했다. 아버지로부터 도망치고 신동 이미지를 폐기한다. 하숙집 딸이

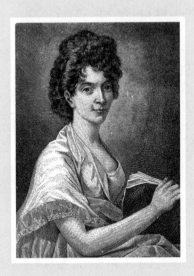

모차르트의 아내 콘스탄체. 변덕이 심하고 사치스러웠다는
평이 있지만 모차르트와는 사이가 무척 좋았다.

었던 콘스탄체와 가족의 축복 없이 결혼하고 빈에 정착했다. 그곳에
서 귀족 자제를 가르치고 프리랜서로서 곡을 쓰며 새로운 삶을 시작
한다.

변신은 성공했다. 헝가리와 네덜란드 귀족들에게 적지 않은 돈
을 후원받았고 17번 이상 콘서트를 열었다. 객석은 오스트리아 사교
계 인사들로 항상 붐볐고 해외 대사들조차 간신히 티켓을 구했다. 악
보 출판업자들은 모차르트의 곡을 팔지 않으면 도태된다며 경쟁적
으로 그의 합주곡을 팔았고 귀족 자제들은 서로 모차르트에게 레슨

을 받겠다며 알력 다툼을 벌였다.

　명성이 높아지자 유럽은 모차르트의 이름을 다시 검색하기 시작했다. 떠나간 구독자들도 돌아왔다. 1791년 9월 신성 로마 제국 황제는 대관식에 모차르트를 초청했고 진정한 '셀럽'이라면 모차르트의 따끈한 신곡 〈마술 피리〉 공연을 봐야 했다.

　그리고 그해 12월, 모차르트는 돌연 사망한다. 재기에 성공한 천재의 갑작스러운 죽음은 자극적인 이야깃거리가 되기 충분했다. 음모론은 모차르트의 노래처럼 경쾌한 리듬으로 빠르게 퍼져 갔다.

SCENE 4

살리에리에 대한 오해와 진실

모차르트는 죽은 자를 위한 미사곡 〈레퀴엠〉을 작곡하고 있었다. 곡을 의뢰한 이는 자신의 정체를 숨긴 채 거액을 제시했고 모차르트는 찝찝했으나 제안을 받아들였다. 그리고 타고난 작곡가답게 죽음의 곡에 깊이 몰입한다.

　모차르트는 곡에 빠져들수록 음습한 기운에 불안해했다. "누군가 날 죽일지도 몰라." 그가 말했다.

　"그럴 리가. 찾아오는 사람 하나 없는걸." 아내 콘스탄체는 혼란스러워하는 남편을 달랬다. 불안은 현실이 됐다. 모차르트는 곡을 완성하지 못한 채 사망했고 그가 쓰던, 죽은 자를 위한 미사곡은 자신을 위한 장송곡이 되었다.

사람들은 모차르트를 살해하고 싶었던 누군가가 그의 정신을 피폐하게 만들려고 장송곡을 의뢰했다며 수군거렸다. 이는 근거 없는 이야기다. 모차르트에게 곡을 의뢰한 사람은 28세의 젊은 귀족 프란츠 폰 발제그Franz von Walstegg였다. 프란츠는 자신이 작곡한 양 거짓말을 하려고 익명으로 의뢰했을 뿐이었다. 사람들은 수긍하기는커녕 더 독한 소문을 꾸며 왔다. 모차르트가 독살을 당했다는 음모론이다. 이야기는 빠르게 공유됐다.

몇몇은 모차르트가 독살 당했다고 생각한다. 그는 생전 거만한 뉘앙스를 풍겼고 이런 태도는 적을 만들기에 충분했다. 음모론자들은 모차르트의 온몸이 부풀어 오른 것도 독을 먹었기 때문이라고 주장한다.
_베를린 음악 주간지, 1791년 12월

독살설은 상당한 권위를 가지며 승승장구했다. 걸출한 라이벌 안토니오 살리에리 덕분이다. 살리에리는 1750년 오페라의 본고장인 이탈리아에서 태어나 빈 궁정 음악가로 1825년에 삶을 마감한 엘리트다.

적당한 재능에 전형적 교육으로 궁정 악장이 된 살리에리와 그의 자리를 위협하는 시골 출신 천재 음악가 모차르트의 대결이다. 흥미로운 소재에 의문의 죽음이라는 결정타까지 있다. 어서 모차르트의 독살설을 조사하라는 대중의 요구가 빗발쳤다.

살리에리는 황당했다. 자신은 모차르트의 죽음과 관련이 없다

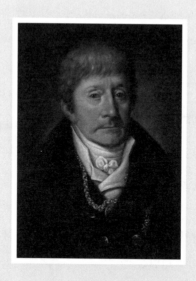

음악 교육자였던 요셉 빌리브로르드 멜러가 1815년에 그린 안토니오 살리에리의 초상화. 살리에리는 모차르트를 시기하기보다 응원했다는 편이 더 옳다.

고 수차례 해명한다. 하지만 안 된다. 살리에리가 죽었어야 재미있다. 이야기를 망치려는 살리에리의 말을 아무도 귀담아 들어주지 않는다. 살리에리는 평생 루머에 시달리다가 "나는 정말로 모차르트를 독살하지 않았다"라고 말하고는 숨진다.

재능을 시기한 범재가 천재를 독살한다는 훌륭한 시나리오는 살리에리를 오명 속에 죽였지만 대본 자체는 높은 조회 수를 기록하며 흥행한다. 이를 다룬 연극은 대성공했고 영화 〈아마데우스〉는 1985년 아카데미 최우수 작품상을 수상했다.[5]

사실 살리에리와 모차르트는 괜찮은 친구 사이였다. 모차르트는 거만한 태도 때문에 종종 동료 음악가들의 미움을 샀지만 살리에리와는 협연을 할 만큼 가깝게 지냈다. 모차르트는 자신의 오페라 〈마술 피리〉 초연에 살리에리를 초청했고 둘은 함께 공연장에 갔다. 살리에리는 서곡부터 마지막 합창까지 매번 '브라보!'를 외치며 재기에 성공한 모차르트를 치켜세웠다. 심지어 살리에리는 모차르트의 장례식에 참석해 그의 관에 우산을 씌워 준 의리 있는 친구였다.

살리에리가 모차르트를 시기할 이유도 없었다. 살리에리의 곡은 모차르트의 곡보다 자주 연주됐다. 모차르트는 10년 넘게 유럽을 떠돌아도 취직을 못 했지만 살리에리는 죽을 때까지 궁정 악장을 지내며 왕실의 신뢰를 받았다.

모차르트의 죽음에 대한 보고는 상당히 과장됐다. 누구도 모차르트를 살해하지 않았다. 살리에리는 모차르트를 독살하지 않았고 프란츠는 악의로 장송곡을 의뢰하지 않았다. 죄 없는 이를 희생시키는 거짓 시나리오는 폐기하자. 이제, 진범을 찾을 시간이다.

모차르트의 사인이 프랑스 매독?

모차르트의 사인을 추정하는 논문은 100건이 넘는다. 그중 모차르트가 매독 치료를 받다가 죽었다는 주장이 가장 유명하다.[6] 매독은 트레포네마 팔리덤균Treponema pallidum(매독균)에 의해 발생하는 성병이다. 매독균이 어떻게 처음 유럽에 퍼지게 되었는지에 대해서는 의견이 갈린다. 1492년 콜럼버스 대항해 팀이 아메리카에서 균을 가지고 왔다는 설과 영국 노예 무역선을 타고 균이 넘어왔다는 설이 있다. 하지만 프랑스 샤를 8세의 군대가 매독균을 널리 퍼트린 주범이라는 주장에는 이견이 없다.[7]

1493년 프랑스 군대는 이미 매독균을 품고 이탈리아 나폴리로 진격했다. 승리로 전투를 마친 군인들은 북유럽을 거쳐 고향 땅으로 돌아간다. 중세 시대에 해외여행은 귀한 경험이다. 군인들은 들뜬 마음으로 복귀하는 동안 내내 술집과 사창가를 방문하며 유럽 전역에 매독균을 퍼트린다.

매독은 1910년 치료제인 살바르산Salvarsan과 1943년 페니실린이 발명되기 전까지 치료가 불가능했다. 사람들은 성 전파 질환이라는 꼬리표 때문에 매독의 끔찍한 통증을 터놓고 말하지 못했다. 참을 수 없이 괴로울 때마다 "빌어먹을 프랑스 병morbus gallicus"이라고 욕할 뿐이었다.

당장 아프니 근거가 없더라도 치료법을 찾아야 했다. 환자들은 마법을 기대하며 연금술사가 타 주는 비소를 마시고 수은을 발랐다. 물론 나아질 리 없었다. 그럼에도 불구하고 지푸라기를 잡는 심정으로 비소와 수은을 복용했다. 이는 끔찍한 부작용을 낳았고 많은 이가 매독보다 심한 고통 속에 사망했다.

모차르트는 매독 치료 때문에 사망하지 않았다. 비소는 환자의 혈압을 급격히 떨어뜨리고 호흡 곤란을 유발한다. 오래 복용하면 정신 착란과 함께 혼수상태에 빠진다. 수은은 기억 상실이나 섬망을 유발한다. 그렇지만 모차르트는 죽기 전까지 작곡을 할 만큼 또렷한 정신을 유지했다.

애초에 모차르트가 매독에 걸렸을 가능성도 낮다. 모차르트는 방탕하게 껄떡대며 성병이나 옮기는 남자를 혐오했다. 그는 오페라 〈돈 조반니〉의 주인공이 바람둥이인 게 싫다며 대본을 거부했다. 끝내 수락했지만 방탕한 남자 주인공을 지옥으로 보내 버리는 결말로 곡을 각색한다.

모차르트는 아내 콘스탄체와 각별했고 외도를 꿈꾸지 않았다. 결혼 후에도 애틋한 연애편지를 주고받았는데 그 내용이 꽤 관능적이다. 콘스탄체는 모차르트의 편지를 엮어 출판하려고 했으나 출간 심의를 통과하지 못해 일부 내용을 순화해야만 했다. 검열을 했음에도 "당신을 생각하면서 발기했다" 등의 내용이 남아 있다.

부부 금슬은 죽기까지 이어졌다. 콘스탄체는 남편과 함께 세상을 뜨겠다며 병상에 기어들어 죽은 모차르트를 껴안았고 지인들은 힘써 말려야만 했다. 콘스탄체는 재혼 후에도 모차르트의 성을 간직했고 출판물에 "콘스탄체 모차르트, 결혼 전 베버, 볼프강 아마데우스 모차르트의 미망인"이라고 서명한다.

SCENE 6

그는 기생충 커틀릿을 먹었을까

큰 오해는 풀었으니 다른 지리멸렬한 의견은 넘어가자. 모차르트의 죽음을 제법 가능성 있게 풀이한 한 논문에 초점을 맞춘다. 2001년 얀 히르슈만Jan V. Hirschmann은 〈무엇이 모차르트를 죽였는가?What Killed Mozart?〉라는 제목의 논문을 통해 모차르트가 기생충 감염으로 사망했다고 발표했다. 그가 기생충 알이 가득 담긴 커틀릿을 먹었고 그렇게 발생한 선모충증trichinosis 때문에 죽었다는 주장이다. 논문은 신선한 접근과 흥미로운 소재 덕분에 학계의 주목을 받았다.

선모충은 기생충의 일종으로 돼지, 말, 곰, 여우 등 동물들을 감염시키고 그들의 근육에 자리 잡아 알을 낳는다. 그래서 감염된 동물의 고기를 먹을 때 덜 익히면 선모충 알도 싱싱한 상태로 섭취하는 셈이다.[8]

선모충 알은 인간의 위액 세례로 껍질을 녹이고 부화해 아기 선모충이 된다. 아기 선모충은 풀장에서 미끄럼틀을 타듯 위장을 매끈히 내려간다. 소장에 다다른 아기 선모충은 소장의 벽을 뚫고 안락한 보금자리를 꾸린 뒤 성충으로 자란다.

성충으로 자란 선모충은 인간의 몸 이곳저곳을 유랑하며 알을 낳는다. 알은 부화하고 또 다시 성충이 된다. 초반에 적절히 방어하지 못하면 인간의 몸은 성충과 그 알로 가득 차게 된다(물론 선모충은 현대에 거의 박멸됐고 걸리더라도 약으로 쉽게 치료되니 너무 겁먹지 않아도 괜찮다).

본격적으로 선모충증이 발생하면 전신 근육통과 안구 부종이 나타난다. 이런 증상은 선모충 알을 섭취하고 2~8주 뒤에 발생한다. 이 논문은 모차르트의 편지 내용을 인용한다. 1791년 10월 7일 모차르트는 "여보, 내가 무슨 냄새를 맡고 있는지 알아? 포크커틀릿pork

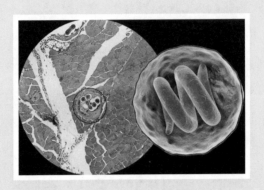

약 1.5~4밀리미터 길이의 선모충은 동물의 근육 조직에서
자라며 성숙하는 데 16일 정도 걸린다.

cutlet(돼지고기로 만든 커틀릿)이야! 진짜 맛있겠지? 당신의 건강을 빌며
먹을게"[9]라고 아내에게 편지했다.

　모차르트가 편지한 시기는 증상 발생 44일 전이다. 모차르트가
충분히 익히지 않은 포크커틀릿을 먹어 선모충증에 걸렸다면 시기
상 알리바이가 성립된다. 과연 모차르트가 먹은 포크커틀릿은 선모
충 알로 득실거렸을까?

　짚고 넘어갈 부분이 있다. 논문은 모차르트가 '포크커틀릿을 먹
었다'고 인용했으나 편지 원문에는 '커틀릿을 먹었다'라고만 적혀 있
다. 지금이야 커틀릿이라 하면 으레 돼지고기로 만든 것이라고 생각
하지만 18세기 유럽에서는 소와 송아지 고기로 커틀릿을 만들었다.

　소는 선모충에 감염되지 않는다. 당연히 선모충 알도 없고 덜 익

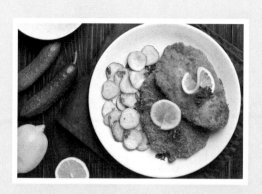

비너슈니첼은 오스트리아의 대표 음식으로, 어린 송아지 고기를 망치로 두들겨 얇게 편 다음 기름에 튀겨 내어 레몬즙을 뿌려 먹는다.

혀 먹어도 선모충증에 걸리지 않는다. 모차르트가 소고기로 만든 비프커틀릿beef cutlet을 먹었다면 기생충 가설은 완전히 폐기되어야 한다. 게다가 편지할 무렵 모차르트는 오스트리아 빈에 머물고 있었다. 빈은 커틀릿을 만들 때 어린 송아지veal 고기를 사용했다. 가장 부드러운 부위를 대각선으로 잘라 육즙을 보존하고 나무망치로 얇게 펴 조리한다. 요리는 발전을 거듭해 지금의 비너슈니첼Wiener schnitzel이 탄생했다.[10]

모차르트 역시 송아지 고기로 만든 비프커틀릿을 먹었을 것이다. 따라서 '모차르트가 포크커틀릿을 먹었기 때문에 선모충에 감염됐다'는 주장은 처음부터 틀렸고 논의할 가치도 없다.

소냐 돼지냐 그것이 문제로다

이런 의문이 들 수 있다. 모차르트가 포크커틀릿을 먹었을 수도 있지 않을까? 항상 소고기로 만들어 왔지만 무슨 바람이 불었는지 하필 그 날 새로운 메뉴를 선보이겠다며 요리사가 돼지고기로 커틀릿을 만들 었을 수도 있고, 혹여 그럴 의도가 없었지만 하필 모차르트가 방문한 날 재수 없이 주방에 송아지 고기가 떨어져서 어쩔 수 없이 돼지고기 로 요리했을지도 모르는 일 아닌가?

일리가 있다. 당시 유럽에서는 소가 귀했다. 18세기 우역牛疫이 돌아 2억 마리가 넘는 소가 전염병으로 죽었다. 악재는 겹쳤다. 1783년 에 아이슬란드 라키 화산Lakagigar이 터졌고 유럽은 화산재로 깜깜해진 다. 햇빛을 받지 못한 작물들은 시들해졌고, 힘 좋은 소를 써서 밭을 깊게 파야 그나마 농사가 됐으니 소의 도축 수가 줄었다. 솟값은 천 정부지로 뛴다.[11]

소가 귀했으니 송아지 고기를 먹던 식습관이 돼지고기로 바뀌 었을지도 모른다(모차르트가 비프커틀릿을 먹지 못했다는 상황을 만들어 내기 위한 가정일 뿐, 실제로 유럽 식습관이 바뀌었단 기록은 없다. 인간의 식탐은 생각 보다 엄청나서 불법으로라도 술을 마시고 내일 죽고 싶어도 떡볶이를 찾는다). 그 렇다면 정면 승부로 간다. 모차르트가 덜 익은 돼지고기를 먹었고 그 때문에 선모충증에 걸렸다고 치자. 그렇다면 선모충증 진단이 과연 모차르트의 증상과 부합할까? 이 주장에 의학적 허점은 없는지 살펴 본다.

선모충은 주로 인간의 근육을 침범한다. 따뜻한 피가 도는 근육이야말로 선모충이 가장 선호하는 보금자리다. 선모충은 근육 구석구석을 뚫고 들어가 알을 낳고 성체로 자란다. 선모충과 알로 가득 찬 근육을 움직일 때마다 격심한 통증이 발생한다. 전신의 어디든 아프지 않은 곳이 없다.

모차르트는 전신 근육통이 없었다. 그는 주로 허리 주변과 등에 통증이 있었고 앉아 있기 힘들다고 했다. 선모충은 근육 중에서도 특히 목과 혀를 좋아한다. 심한 선모충증 환자들은 발음하기 어려울 만큼 혀가 굵게 부풀어 오른다. 하지만 모차르트는 죽기 전까지 휘파람을 불고 농담을 했다.

선모충 감염 환자들 중 소수만이 사망에 이른다. 사인은 주로 뇌와 심장의 손상이다. 선모충이 모차르트의 뇌를 공격했을 가능성은 낮다. 그는 죽기 전 진혼곡 마지막 구절을 작곡할 만큼 정신이 온전했다. 심장 침범 가능성도 떨어진다. 모차르트의 몸은 갑자기 부어올라 돌아눕기도 힘들었다. 심장 손상으로 이렇게 급격히 몸이 부어오르는 경우는 별로 없다. 선모충증 가설은 흥미롭지만 설득력이 약하다.

SCENE 8

급격한 부종이라는 결정적 단서

모차르트 사망에 대하여 일관성 있게 기술되는 내용은 급격한 부종이다. 독살설도 그가 급성 부종을 보이며 죽었기 때문에 탄력을 받았다. 신체 중 어느 장기가 망가지면 갑자기 몸이 퉁퉁 붓게 될까?

신장(콩팥)이 망가지면 급작스레 몸이 부어오른다. 신장은 약 12센티미터 크기의 작은 콩알 모양 장기로 허리춤에 달려 있고 체액 균형과 배설을 담당하는데 하루에 150리터가량의 체액을 정화한다. 중요한 장기지만 한번 손상되면 재생되지 않는다. 그래서 신장 기능이 떨어지면 투석을 받아야 하고 그렇지 못하면 사망에 이른다. 모차르트의 죽음을 풀 열쇠는 신장에 있다. 무엇이 모차르트의 신장을 파괴했는지 밝히면 된다. 그러나 이는 쉽지 않은 과제다. 신장을 망가뜨리는 질병은 너무나 많고 우리에게는 정보가 부족하다.

주어진 단서부터 정리해 본다. 모차르트가 죽음에 이른 과정은 다음과 같다. 첫째, 감기와 고열이 선행했다. 둘째, 뒤이어 급작스러운 전신 부종이 발생한다. 셋째, 통증은 주로 허리와 등에 있었다. 넷째, 죽기 전까지 작곡을 할 만큼 정신이 온전했다. 다섯째, 증상 발생 후 15일 뒤에 사망한다.

이를 종합해 어떤 논문은 모차르트가 류머티즘열[12]이나 만성 요독증[13]으로 사망했다고 주장한다. 일각에서는 전신성 혈관염의 일종인 헤노호 쉰라인 자반증Henoch-Schonlein purpura[14] 혹은 연쇄 구균 감염으로 인한 사구체신염(신장에서 마치 뜰채처럼 혈액을 여과해 독소를 거르는 조직인 사구체에 염증이 생기는 병)[15]을 사인으로 들고나왔다. 이들은 모두 신장을 파괴하는 질병이다.

존 스노와 역학의 태동

모차르트의 죽음은 영국 템스강에서부터 풀이해야 한다. 템스강은 많은 신화를 잉태하고 있다. 고대 켈트족은 거룩한 템스강에 전사의 영혼이 흐른다고 믿었고 중세 점술사는 템스강 물방울과 변화하는 색조로 찬란한 미래를 점쳤다.

실상 1800년대의 템스강은 영혼과 미래가 뒤엉킨 신성한 물이라기보다는 대소변이 둥둥 떠다니는 독극물에 가까웠다. 잉글랜드의 왕자는 갈증을 못 이겨 템스강 물을 마신 뒤 설사를 하다가 말라 죽었고, 영국 국회의사당은 밀려오는 악취를 견디지 못해 창문을 닫고 탈취제를 뿌리며 회의를 이어 갔다고 한다.

시민의 고통은 훨씬 심했다. 1832년 템스강을 식수로 쓰던 브로드윅 거리Broadwick Street에 살던 1만 4137명이 사망한다. 17년 뒤, 더 많은 사람이 쌀뜨물 같은 설사를 하며 죽어 갔다. 원인은 콜레라균이었다. 주민들은 공포에 떨며 기약 없이 터전을 떠난다.

전염병 역학epidemiology의 아버지로 불린 존 스노John Snow는 난세에 등장한 영웅이었다. 그는 콜레라의 전파 경로를 밝혀내어 비극을 멈추려 했고 '오염된 물을 통해 콜레라가 전파된다'는 가설을 세웠다.

브로드윅 거리에는 5개의 펌프가 있었다. 그는 지도에 펌프 위치를 표시하고 콜레라균에 감염된 사람들을 점으로 표시했다. 그림에서 보듯 콜레라균에 감염된 사람들은 A 펌프 주변에 밀집되어 있다. 환자들은 "B 펌프는 겉보기에 지저분해 쓰기 싫고, C 펌프는 너

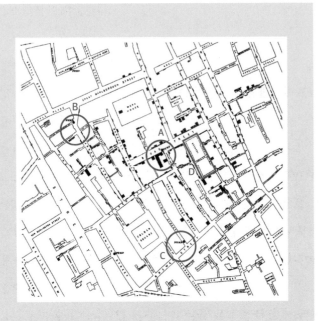

1854년 존 스노가 직접 그린 역학 지도. 콜레라가 발생한 지역은 검은색으로 표시했다.

무 멀어서" A 펌프를 사용했다고 증언했다.

검사 결과 A 펌프는 콜레라균에 오염되어 있었다. 스노는 사람들이 A 펌프를 이용하지 못하도록 손잡이를 떼 버렸고 그러자 비로소 콜레라 역병은 종결되었다. 스노는 한발 더 나아갔다. 네모로 표시된 D 지역에 주목하자. A 펌프 근처임에도 불구하고 이 주변에는 콜레라에 걸린 사람이 없다.

"A 펌프는 확실히 오염됐다. 그런데 어째서 D 지역 주변 사람들은 콜레라에 걸리지 않았을까?" 존 스노는 의문을 가지고 조사에 착수했고 그 결과는 흥미롭고 명쾌했다.

　D 지역 부근에는 유난히 맛 좋은 맥줏집이 있었고, 그 맛의 비밀은 은밀한 우물이었다. 맥줏집 점장은 가게 안뜰에 정갈한 우물을 팠고 이 물로 맥주를 만들었다. 손님들은 깨끗한 물로 만든 맥주를 구입할 수 있었고 덕분에 콜레라에 걸리지 않았다. 맛 좋고 균 없는 맥주라니, 이 얼마나 훌륭한 일인가! 존 스노 덕에 콜레라는 잡혔고 맥줏집도 흥했다. 점장은 가게 이름을 '존 스노 펍'으로 바꿨고 지금도 여전히 당시의 간판을 건 채 영업하고 있다(아이러니하게도 금욕주의자인 존 스노는 술을 마시지 않았다).

　존 스노는 콜레라 유행의 원인을 찾기 위해 다양한 방법을 사용했고 지도와 통계를 이용했다. 이 방법은 역학의 기초가 된다(역학이라는 거대한 분야를 이리 짧게 소개하고 넘어가는 걸 용서해 주시길).

　역학은 보건 의료의 핵심이다. 전 세계를 두려움에 떨게 한 메르스(중동 호흡기 증후군), 에볼라 바이러스, 코로나19 바이러스 연구에도 역학이 기여한다. 게다가 이 방법으로 모차르트의 죽음까지 밝혀낼 수 있다.

SCENE 10

모차르트를 겨울잠에 들게 한 사구체신염

모차르트는 겨울의 곰처럼 두텁게 몸이 부풀어 올랐고 결국 깨지 못할 동면에 든다. 그가 사망한 1791년 겨울, 유독 많은 시민이 그와 비숫한 증상으로 사망했고 빈 전역은 비극에 빠졌다.

암스테르담 및 빈 의과 대학 연구 팀은 빈을 휩쓴 비극의 원인을 역학 조사로 풀어냈다. 그들은 빈 질병 관리국 자료를 조사한다. 1607년부터 수기로 작성된 이 자료에는 1648년부터 1920년까지의 기록이 남아 있다. 문서에는 사망한 사람의 이름, 성별, 나이, 죽음의 원인, 사망한 장소 등이 적혀 있다.

모차르트는 1791년 겨울에 사망했다. 연구 팀은 모차르트가 사망한 1791년 겨울과 앞뒤 해인 1790년 겨울, 1792년 겨울(1790년 11월 ~1791년 1월, 1791년 11월~1792년 1월, 1792년 11월~1793년 1월)의 사망 기록을 꼼꼼히 수사한다.

역학 조사가 빛을 발한다. 3년의 겨울, 총 9개월의 시기 중 모차르트가 사망한 1791년 겨울에만 부종으로 사망한 사람이 유독 많았다. 다른 단서도 있다. 연구 팀은 1791년 겨울에 유행한 전염병이 있는지 탐색했고, 당시 빈에 고열을 동반한 감기 환자가 상당히 많았다는 사실을 알아냈다.

모차르트가 사망한 해에 특별히 부종 환자가 많았고 고열 감기가 유난히 유행했다는 사실은 상당한 정보를 준다. 보통의 감기는 바이러스성이다. 바이러스성 감기는 미열과 기침 등 가벼운 불편을 주고 자연스럽게 낫는다. 반면 세균성 감기는 고열을 유발하는 경우가 많다.

고열을 유발하는 세균성 감기의 유행, 허리 통증을 호소하는 독특한 부종, 뭍에서도 물속에 있는 것처럼 헐떡이게 되는 숨, 유난히 높은 사망률. 연구 팀은 이를 종합해 하나의 결론을 내린다. 모차르

수기로 작성된 빈 질병 관리국 자료의 첫 페이지. (출처: 빈 역
사 위키 홈페이지)

트는 연쇄 구균 감염 후 사구체신염으로 사망했을 것이다.

사망 전에 보인 고열 감기는 연쇄 구균 인두염(편도 즈음이 세균이
나 바이러스에 의해 붓는 병)이고 부풀어 오른 몸과 심각한 허리 통증은
감염 후 발생한 사구체신염의 증상인 것이다. 이 추론은 2009년《볼
프강 아마데우스 모차르트의 죽음: 역학적 관점에서》라는 섹시한 제
목으로 출판된다.

세균의 일종인 연쇄 구균은 감염 초기에 감기 증상을 유발한다.
연쇄 구균에 의한 감기는 흔히 겪는 바이러스성 감기보다 훨씬 악독

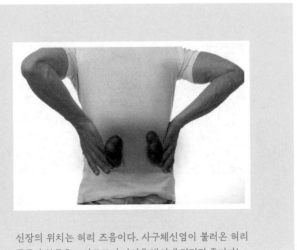

신장의 위치는 허리 즈음이다. 사구체신염이 불러온 허리 통증과 부종은 모차르트의 사인을 밝혀낸 결정적 증거다!

하다. 고열을 유발하고 독소를 뿜어 댄다. 감염된 신체에는 균을 죽이기 위해 강력한 면역 반응이 일어나는데, 이 강력한 면역 반응이 문제다. 과도한 면역 반응과 독소 침착은 환자의 신장을 망가뜨린다.[16] 망가져 가는 신장을 감싸는 막^{renal capsule}은 점차 팽창되고 이 때문에 허리와 등에 통증이 발생한다. 이 정도까지 증상이 악화되면 회복이 어렵다. 이렇게 악화된 환자는 적절한 치료를 받지 못하면 대부분 2주 경과 즈음 목숨을 잃는다.

　모차르트는 심한 고열 감기를 앓았고 이후 끔찍한 허리 통증을 호소했다. 그를 가엾게 여긴 처제는 솜으로 만든 옷을 만들어 주었다. 그녀의 정성에도 불구하고 모차르트는 결국 증상 발생 2주 후 숨을 거둔다. 고열 후 발생한 급성 부종, 15일이라는 짧은 유병 기간,

허리와 등에 발생한 통증, 마치 전염병처럼 1791년에만 높았던 부종 사망자 수는 이런 진단에 힘을 실어 준다. 역학적으로나 증상적으로나, 모차르트는 연쇄 구균 감염 후 사구체신염으로 사망했을 가능성이 높다.

루바토 템포로 살았던 모차르트

템포 루바토^{Tempo rubato}는 유려한 연주 기법이다. 높은음을 연주하는 오른손은 박자를 벗어날 듯 아슬아슬 화려하게 진행하지만 낮은음을 연주하는 왼손은 정확한 템포를 지켜 분위기를 안정시킨다[17](낭만주의 시대에는 훨씬 너그럽게 바뀐다). 모차르트는 이 주법에 능숙했다.

모차르트의 삶도 루바토 템포로 연주됐다. 겉으로 보이는 모차르트의 삶은 화려하고 사치스러웠으며 종종 오만했다. 그는 '중앙에 노란색 돌이 박혀 있고 우윳빛 조개로 테두리를 꾸민 단추가 달린 붉은 코트'를 사 달라고 남작 부인을 조르기도 했고, 재능 없는 작곡가를 조롱하는 〈음악적 농담a musical joke, K. 522〉이라는 곡을 쓰기도 했다. 참 화려한 오른손 박자다.

하지만 모차르트의 인생을 지휘한 건 정직한 왼손 박자다. 왼손으로 묵묵히 연주된 모차르트의 성실한 삶은 그동안 주목받지 못했다. 그는 꾸준히 작곡하며 실력을 키웠고 600곡이 넘는 작품을 남겼다. 복잡한 삶에서도 중심을 지키려던 심성은 곡에서도 드러난다. 모

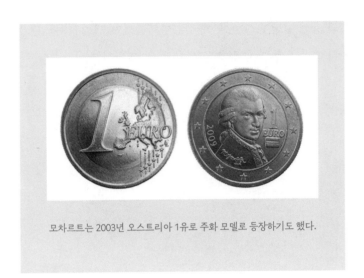

모차르트는 2003년 오스트리아 1유로 주화 모델로 등장하기도 했다.

차르트의 곡은 얼핏 쉬워 보이지만 오롯이 한 음이라도 성실히 표현해 내지 못하면 분위기가 죽는다.

　루바토 템포의 정직한 왼손이 없다면 화려한 오른손은 공허할 뿐이다. 모차르트는 루바토 템포의 오른손 음계처럼 화려한 삶을 살았고 죽음마저 자극적인 이야기로 팔렸다. 성실함으로 역경을 버텨낸 그가 다시 살아난다면 몹시 개탄스러워할 일이다.

　죽음만이라도 정직한 왼손 템포로 풀이하고 싶다. 모차르트를 만나 이렇게 인사할 것이다. "당신은 독살당하지 않았고 매독에 걸리지 않았으며 불결한 커틀릿을 먹지도 않았습니다. 당신의 죽음은 훼손되지 않았고 후대 사람은 당신의 곡으로 알파벳을 외웁니다."

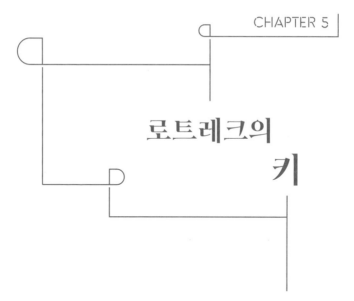

CHAPTER 5

로트레크의 키

물랭 루주의 천재 화가는 왜 난쟁이로 태어났을까?

SCENE 1

누구보다 작지만 누구보다 위대한

아크등은 성스러울 만큼 천박한 기운으로 프랑스 파리의 몽마르트르를 밝혔다. 거리에는 향수 뿌린 여인과 투레질하는 마차, 만취한 행인과 흥정하는 포주로 가득했고 물랭 루주의 빨간 풍차는 외설스럽게 돌아가고 있었다.

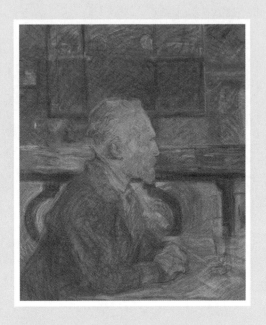

로트레크가 그린, 바에 앉아 압생트 한잔을 홀짝이고 있는
빈센트 반 고흐의 초상화. 1886년, 로트레크는 당대 유명한
화가 중 한 명이었던 페르낭 코르몽의 화실에서 고흐를 만나
인연을 맺었다.

난쟁이는 물랭 루주에서 술을 섞고 그림을 그렸다. 반 고흐는 난
쟁이가 따라 준 압생트를 홀짝였고, 《홍당무》의 작가 쥘 르나르는 조
심스러운 어투로 당나귀에 대해 이야기했다. 작곡가 클로드 드뷔시
는 일본풍 담배를 말아 피우며 바그너의 뒷담화를 늘어놓는다.[1]

사람들은 로트레크Henri de Toulouse Lautrec(1864~1901)를 난쟁이라고 불
렀다. 로트레크는 석판화의 거장이자 상업 포스터를 예술로 끌어올

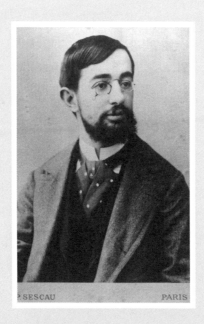

좁은 턱을 감춘 덥수룩한 수염과 투박한 큰 코가 눈에 띄는
툴루즈 로트레크의 모습.

린 대가다. 후기 인상파를 대표하는 화가이며 파리 만국 박람회 심사
위원이기도 했다.

그의 가문은 초등학교에 입학하는 로트레크를 위해 근교의 성
을 사 버릴 정도로 엄청난 재력을 가졌다. 프랑스 로트레크 지방 모
두가 가문의 소유였다. 으레 유럽 귀족이 그랬듯 로트레크 역시 무척
이나 긴 정식 이름이 있었는데 '앙리 마리 레몽 드 툴루즈 로트레크

몽파'다.

고결한 신분을 뽐내는 긴 이름과는 달리 로트레크의 키는 몹시 짧았다. 외모는 우스꽝스러웠다. 좁은 턱은 수염에 묻혀 있었고 입술 은 다듬지 않은 연어 뱃살처럼 두툼했으며 입가에는 항상 침이 고여 있었다. 불쑥 튀어나온 눈밑에 얹혀진 큰 코는 대충 만든 봉제 인형 처럼 투박했다.

고귀한 백작가 장남이자 볼품없는 외모를 가진 로트레크는 종 종 자기 자신을 웃음거리로 만들었다. 껑충 높은 바 의자를 기어오르 며 "나는 승천하는 중이다"라고 농담했고 승려처럼 머리를 밀고 광 대처럼 수염을 말아 올린 채 칵테일을 만들기도 했다.

SCENE 2

다리가 부러진 꼬마 신사

로트레크의 아버지 알퐁스 백작과 어머니 몽파 부인은 사촌이었다(과 거 귀족 사회는 근친혼을 장려했다). 아버지는 풍채 좋은 한량이다. 그는 매 일 사냥을 나갔고 진귀한 요리를 맛보며 인생을 보냈다. 퍽 멋진 삶이 라 생각했는지 아들도 자신과 똑같은 모습으로 자라길 바랐다. 기대 속에 로트레크가 태어났다. 어린 로트레크는 아버지의 희망에 부합했 다. 아이는 사냥을 좋아했고 매 사육법을 익히며 승마 수업을 받았다. 건강하게만 자라 준다면 소작농들을 등쳐 먹으며 한가롭게 살 수 있 었다.

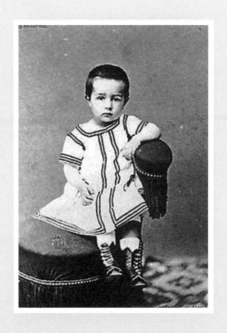

3세가 되던 해의 로트레크.

기대는 아이가 커 가면서 무너졌다. 로트레크는 약했고 아버지
는 실망한다. 그는 항상 또래보다 작았다. 친구들은 로트레크를 꼬마
신사라고 불렀다. 아이는 감기를 달고 살았다. 감기는 종종 폐렴으로
번졌고 얼굴 뼈에 고름이 차기도 했다(이를 '부비동염sinusitis'이라고 한다).
로트레크는 밤새 치통과 고열에 시달리다가 한밤중 깨어 울었다. 기력
이 쇠하는 일도 빈번했다. 승마 수업 도중 탈진하는가 하면 끔찍한 다
리 통증 때문에 어린 나이부터 노인처럼 지팡이를 짚고 걸어야 했다.

결국 1년 만에 학업을 중단하고 가정 교사에게 교육을 받는다. 문제는 13세가 되던 해에 발생한다. 로트레크는 할머니와 담소를 나누려고 응접실 의자에 앉다가 삐끗 넘어진다. 의자 높이는 50센티미터도 되지 않았다. 툭툭 털고 일어날 법도 하건만 무심히도 왼쪽 허벅지 뼈가 부러져 버린다. 아이는 고통을 참으며 성숙한 귀족처럼 말한다. "제가 덤벙거렸군요."

왼쪽 허벅지 뼈가 회복될 즈음이었다. 화창한 날씨에 들떠 산책을 나간 로트레크는 정원 웅덩이에 빠지고 만다. 이번에는 오른쪽 허벅지 뼈가 부러졌다. 로트레크는 담담히 불운한 상황을 받아들였지만 아버지는 그러지 못했다. 그는 더 이상 로트레크에게 관심을 갖지 않았다. 상속권을 누이동생에게 넘겨 버렸고 아들을 가문의 수치로 여겼다. 당시 로트레크는 고작 14세였다.

꽤 괜찮은 장난감, 부담 없는 놀림감

로트레크는 잘못이 없다. 볼품없는 외모와 작은 키와 부러진 뼈는 로트레크 탓이 아니다. 하지만 열네 살의 로트레크는 아버지의 냉대와 집안의 눈치를 온전히 감당해야 했다. 가혹한 상황에서 로트레크는 제 살길을 찾기 시작한다.

아이는 그림을 그렸다. 격렬한 움직임은 두 다리가 부러진 로트레크에게 동경이었다. 무용수의 미려한 춤사위와 경주마의 꿈틀거리는 근육이 아이의 그림에 담긴다. 평가는 썩 괜찮았다. 자신감을 얻은 로트레크는 파리로 떠난다.

파리는 로트레크를 반기지 않았다. 사람들은 서커스에나 나올 법한 난쟁이 로트레크를 조롱했다. 비단 파리뿐 아니다. 19세기에 난쟁이의 삶은 어디서나 끔찍했다. 난쟁이와 꼽추는 벨기에 동물원에 전시됐고, 독일의 한 상인은 기괴한 아이를 수집하는 귀족에게 기형아를 판매했다. 1938년 '장애인을 공공장소에 늘어놓는 행위'를 금지하는 법이 제정되고 나서야 난쟁이 거래가 중지된다.[2]

서양만 난쟁이에게 잔인했던 것은 아니다. 동양에서도 난쟁이 차별은 신화에 등장할 만큼 유구한 전통을 지녔다. 난쟁이는 무지와 추함을 담당했다. 파괴자이며 창조자인 힌두교의 강력한 신 시바는 우주의 조화를 위해 춤을 추는데 이를 나타라자[Nataraja]라고 한다. 시바는 나타라자를 추는 내내 오른발로 난쟁이를 옴짝달싹 못 하게 밟고 선다. 난쟁이의 이름은 아파스마라[Apasmara]로 멍청함을 대표하는 악마다. 악마가 달아나면 사람들은 무지에 시달릴 것이고 악마가 죽으면 우주의 균형에 따라 새로운 무지의 신이 탄생할 것이다. 결국 아파스마라는 죽지 못한 채 영원히 시바의 발에 뭉개져 있어야 한다.[3]

난쟁이에 대한 처우는 동아시아도 별반 다르지 않았다. 중국과 조선의 난쟁이들이 가질 수 있는 가장 좋은 직업은 광대였다. 제나라 시대에는 광대 난쟁이를 '요술 부리는 난쟁이'라 하여 주유[侏儒]라 칭했다. 주유는 사람들 앞에서 갈고리를 삼키고 불을 토하며 익살을 부렸다. 연산군은 연회 때마다 주유를 불러 재롱을 떨게 시켰다고 한다.[4]

로트레크는 거리에서 판매되는 괴이한 장난감 취급을 받지 않으

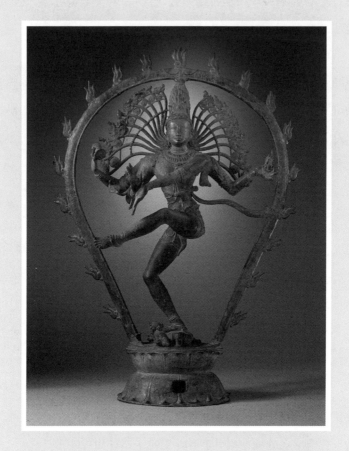

우주의 조화를 위해 나타라자를 추고 있는 시바의 모습. 그의 오른발에 깔려 있는 난쟁이 아파스마라가 인상적이다. 아파스마라는 지식의 정수인 우주의 조화를 가장 가까이에서 지켜보는 무지의 신인 셈이다.

려면 실력 있는 화가가 되어야 했다. 그는 이방인처럼 도시를 방황하며 열정적으로 그림을 그렸다. 그가 속한 파리 부르몽 화실 사람들은 이내 로트레크의 실력을 인정했고 그 특유의 매력에 금세 매료됐다.

로트레크는 화실에서 정당한 평가를 받았고 동료 화가에게 적절한 대접을 받았다. 하지만 야생은 달랐다. 거리에서 그는 한낱 난쟁이에 불과했다. 네덜란드 꼬맹이들은 로트레크와 그의 집사를 프랑스 서커스단이라고 생각했다. 집사에게 '옆에 개처럼 달고 다니는 난쟁이를 공처럼 쏘아 올려 받아 보라'고 주문한다. 로트레크는 무례한 아이들을 피해 황망히 자리를 떠나야 했다.

로트레크가 낯선 사람들 앞에서도 자존감을 지킬 수 있는 장소는 술집과 사창가뿐이었다. 그는 자신의 불행을 희화화해 명사들을 웃기고 값비싼 술값을 푼돈처럼 계산하며 일말의 자존심을 지켰다. 그를 처음 본 사람은 광대 같은 로트레크가 호기롭게 코냑을 따고 건장한 반 고흐의 뒤통수를 때리는 모습에 기겁했다.

찰나의 욕망을 스케치하다

돈 잘 쓰고 유쾌한 로트레크는 술집마다 환대를 받는다.

"자자, 다들 조용! 지금 끝내주는 화가 로트레크 님 입장이오! 멍청한 몇몇 놈들은 상황 파악 못 하고 어수선히 기어들어 오는군." 검은 고양이 클럽 사장 브뤼앙이 로트레크를 치켜세웠다.[5]

"이런, 내가 정말 거인이 된 느낌이군. 가장 좋은 자리와 가장 비싼 술을 달라고!" 로트레크는 자신이 발명한 '사랑 촉진제'나 '풀밭의

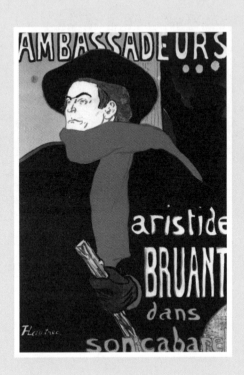

1892년, 로트레크가 그린 검은 고양이 클럽 사장 브뤼앙의 모습.

멍청이들' 같은 독한 칵테일을 동료에게 먹이며 너스레를 떨었다. 친구들이 흥청망청 취해 갈 즈음 종이를 꺼내 그림을 그린다.

　로트레크는 평온한 척 야릇한 목적을 숨긴 군상들의 표정에 주목했다. 튤립 부토니에르로 꾸민 영국풍 턱시도 차림 귀족이든, 해진 작업복 차림의 결결한 노동자든 누구 하나 꼬셔 보겠다는 결연한 마음은 같았다. 평생 눈치를 보며 살아온 로트레크가 이를 놓칠 리 없다. 그는 웅크린 탐욕이 얼굴에 화려히 드러나는 찰나를 정확히 끄집어내 스케치한다.

로트레크는 타인의 마음을 강제로 끄집어내어 화폭에 옮겼다. 얼굴과 몸짓에 속내가 드러나는 순간은 신경 전달 속도만큼 짧으니 과도한 디테일은 불필요하다. 선은 간결해졌고 감정이 뒤섞인 얼굴은 탄성 잃은 고무줄처럼 왜곡되게 표현됐다. 그의 뛰어난 심리 묘사와 강렬한 선은 미술 평론가들의 시선을 사로잡는다. 여러 잡지가 앞다투어 그의 그림을 소개했고 2번 열린 개인전도 호평을 받으며 빠르게 명성을 얻었다.[6]

"당신 그림은 나에 대한 모욕이에요. 절대로 쓰지 않겠어요!" 정작 모델들은 로트레크의 작품에 기겁을 했다. 당시 유명 가수 이베트 길베르Yvette Guilbert는 강경하게 항의한다. "나를 그렇게 추하게 그리지 말아요. 저를 보러 왔던 사람들은 당신이 보낸 스케치를 보고 비명을 질렀답니다. 친구들은 당신을 고소한다고 그랬어요!"

모델들의 평가와 상관없이 로트레크는 계속 그림을 그렸고 명성은 높아져 간다. 또 다른 발전도 있었다. 그는 일본 판화인 우키요에에 심취했고 판화가 자신의 화풍을 진일보시킬 돌파구라 생각했다. 때마침 석판화 제작 제안이 들어온다. 로트레크의 간결한 화풍과 석판화는 역시나 죽이 잘 맞았다. 그는 열정적으로 작업에 몰두한다. 미국에서 건너온 현대 무용의 선구자 로이 풀러Loie Fuller의 춤사위를 표현한 작품과 더불어 여러 대작이 탄생했고, 로트레크는 석판화를 예술로 끌어올린 선구자로 칭송됐다.

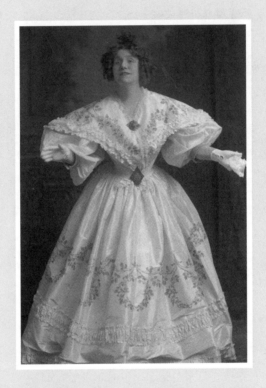

이베트 길베르는 파리의 뒷골목 생활상을 노래해 외설적이라는 비난도 받았지만 탁월한 호소력으로 큰 인기를 누렸다.

로트레크는 석판화 제작 과정 자체에도 강한 흥미를 보였다. 새벽부터 판화 제작소를 찾아가 적절한 동판을 골랐고 인쇄 후 인장을 찍는 절차까지 세세하게 관여한다. 석판화 제작이 자신의 인생과 닮았다고 생각했을지도 모른다. 물과 기름이 섞이지 않는 석판화 원리

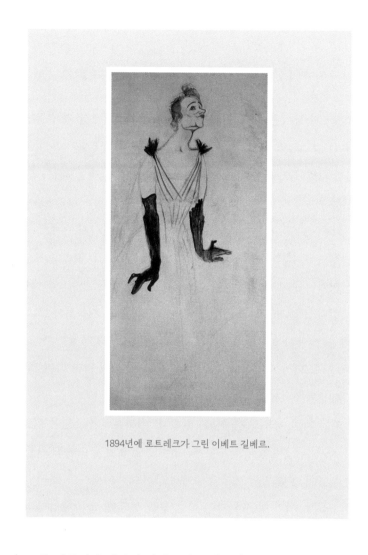

1894년에 로트레크가 그린 이베트 길베르.

와, 고급 귀족이자 괴상한 땅딸보라는 어울릴 수 없는 로트레크의 삶은 제법 비슷하다. 섞이지 못한 삶의 간극은 로트레크의 미학이 되었고 독특한 풍경으로 승화되어 석판화에 찍혔다.

부러진 뼈가 그를 난쟁이로 만들었을까

로트레크의 장애는 무엇이었을까? 의사들 역시 역사상 가장 유명한 난쟁이 로트레크의 질병을 궁금해했다. 양쪽 허벅지 뼈가 부러져 난 쟁이가 되었다거나, 콜라겐 합성 저하로 인해 뼈가 부실해지는 골 형 성 부전증osteogenesis imperfecta을 앓았을 것이라고 추측했다.[7]

이는 잘못된 진단이다. 로트레크는 뼈가 부러지기 전에도 충분 히 난쟁이였다. 친구들은 로트레크를 작은 신사라고 불렀고 로트레 크의 어머니는 그가 영영 자라지 않을까 봐 전전긍긍했다. 객관적 기 록도 있다. 로트레크의 주치의는 해마다 그의 키를 기록했다. 로트레 크 키는 10세 때 127센티미터, 13세 133센티미터, 14세 148센티미 터, 최종 152센티미터다. 이는 연령별 평균 키 대비 각각 하위 3퍼센 트, 3퍼센트, 5퍼센트, 3퍼센트 미만이다.[8, 9]

키가 자란 속도도 친구들과 달랐다. 대부분의 청소년은 질풍노 도의 시기인 13세 즈음 급격하게 자란다. 크게 맞춘 교복도 해를 넘 기기 힘들고 신발은 꽉 껴서 동생에게 물려주기 마련이다. 하지만 유 전적 문제로 키가 작은 환자는 이런 폭풍 성장이 잘 관찰되지 않는 다. 로트레크의 키도 유전 이상 환자처럼 천천히 자랐다. 결국 152센 티미터에 머문다.

몇몇은 '그래도 뼈가 부러져서 키가 작아지지 않았을까' 생각할 수 있다. 물론 뼈 성장판을 다치면 키가 자라지 않을 수 있다. 로트레 크는 허벅지 뼈가 부러졌다. 허벅지 뼈에는 위아래 2곳에 성장판이

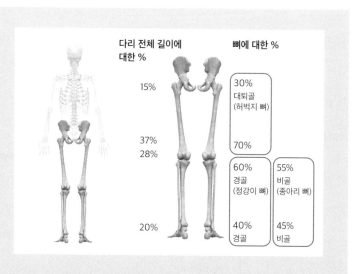

다리 전체 길이에
대한 %

뼈에 대한 %

15%

30%
대퇴골
(허벅지 뼈)

37%
28%

70%

60%
경골
(정강이 뼈)

55%
비골
(종아리 뼈)

20%

40%
경골

45%
비골

다리의 긴 뼈들은 위아래, 2개의 성장판을 가진다. 좌측은 다리 전체 길이에 각
각의 성장판이 미치는 영향이다. 우측은 허벅지 뼈, 정강이 뼈, 종아리 뼈 길이
에 각각의 성장판이 미치는 영향이다.

있다. 엉덩이 관절과 무릎 관절이다. 로트레크는 성장판을 다쳐서 키
가 자라지 않은 것일까? 그렇다면 2곳 중 어디가 부러진 것일까?

로트레크는 "나는 오리처럼 뒤뚱거리며 걷는다"고 했다. 아슬아
슬한 걸음새 때문에 늘 지팡이를 짚고 걸어 다녔다. 엉덩이 관절 성
장판을 다치면 이런 독특한 걸음걸이가 나타난다. 뼈가 부러진 것 때
문에 걸음이 괴이해지고 키도 작아졌다고 가정한다면, 로트레크가
다친 곳은 분명 엉덩이 관절 성장판이어야 한다.

엉덩이 관절 성장판이 전체 키에 미치는 영향은 고작 15퍼센트
다.[10] 더구나 로트레크의 다리가 부러진 나이는 각각 13세, 14세다.

14세 이후 엉덩이 관절 성장판은 기껏해야 3센티미터 정도 자란다. 골절이 키에 영향을 줬다고 해도 최종적으로 로트레크 키는 155센티미터여야 한다. 이 또한 연령별 평균 키 대비 하위 3퍼센트다. 즉, 로트레크가 넘어지며 성장판 손상이 발생했다고 해도 그의 작은 키를 설명할 수 없다.

허벅지 뼈의 몸통 부분은 부러져도 키에 영향을 주지 않는다. 치료를 받지 못해 뼈가 뒤틀린 상태로 붙으면 키가 작아질 수는 있다. 하지만 부잣집 도련님인 로트레크는 의료진의 극진한 간호를 받았고 최신식 견인 요법으로 훌륭한 치료를 받았다. 뼈가 뒤틀렸을 리 없다.

일부는 로트레크의 뼈가 쉽게 부러졌다는 사실에 초점을 맞춰, 그가 골 형성 부전증 환자라고 주장했다. 이는 꽤 오랫동안 정설로 받아들여졌다. 그러나 골 형성 부전증 환자들은 로트레크보다 훨씬 쉽게 뼈가 부러지고 눈 흰자위가 오묘한 푸른색을 띄는 경우가 많다. 역시나 로트레크의 증상과 맞지 않다.

결론적으로 부러진 허벅지 뼈는 로트레크의 키에 별다른 영향을 미치지 않았다. 7세 때부터 양쪽 다리가 아팠다는 사실과 약한 외상에도 쉽게 뼈가 부러졌다는 기록은 로트레크가 유전성 질환을 앓았을 것이라는 추론에 힘을 실어 준다. 그렇다면 유전병에 초점을 맞춰 로트레크의 병을 진단해 보자.

좁은 턱과 두터운 코에서 실마리를 찾다

외모 평가는 도덕적으로 옳지 않지만 유전성 골격 질환 진단에는 꼭 필요하다. 각각의 질환에 따라 특징적인 외모가 있기 때문이다. 희귀 유전 질환인 모발비지절 증후군Trichorhinophalangeal Syndrome 환자는 배 모양 주 걱 코에 귓바퀴가 돌출되어 있고 머리숱이 적다. 또 다른 유전 질환인 코넬리아 드 랑게 증후군Cornelia de Lange Syndrome 환자는 연결된 눈썹에 납작한 콧잔등, 긴 인중과 처진 입술이 특징이다. 이와 같은 외모는 진단을 내릴 때 결정적 역할을 한다. 그래서 의사는 유전성 골격 질환이 의심되는 환자의 신체 비율, 얼굴, 걸음걸이 등을 평가한다.

로트레크의 외모는 어떤 힌트를 줄까? 쇄골두개 이형성증cleidocranial dysplasia의 특징은 여러 면에서 로트레크 외모와 잘 들어맞는다.[11] 쇄골두개 이형성증은 Runx2 유전자 돌연변이로 인해 발생한다. 이름 그대로 쇄골과 치아, 머리뼈 발육에 문제가 생긴다. 어릴 때부터 치통이 발생하고 머리뼈 융합이 늦어 이마가 도드라져 보인다.

미성숙한 치아와 치통은 쇄골두개 이형성증 환자를 괴롭히는 가장 악질적인 문제다. 미드 〈기묘한 이야기〉에서 작중 더스틴 역을 맡은 배우 게이튼 마타라조Gaten Matarazzo는 쇄골두개 이형성증 환자다. 그는 드라마에서 '이빨이 괴상하다'는 이유로 따돌림을 당한다(왜 이를 에피소드로 활용했는지 이해할 수 없으며 비난받을 연출이라고 생각한다). 쇄골두개 이형성증은 허벅지 뼈에도 영향을 미친다. 환자들은 뒤뚱거리는 보행을 보이고 평균 이하의 키를 갖게 된다. 치통과 작은 키, 허

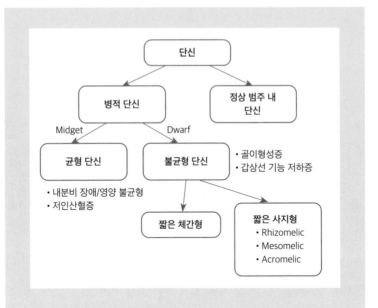

단신의 종류는 매우 많다. 정상 범주인 작은 키와 병적인 문제로 인한 작은 키를 먼저 구분해야 한다. 병적인 문제라면 호르몬 부족에 의한 현상인지 유전적 질환의 결과인지에 따라 분류가 요구된다.

벅지 뼈 문제와 뒤뚱거리는 보행은 로트레크의 증상과 잘 맞는다.

그러나 몇몇 특징은 로트레크와 전혀 맞지 않다. 쇄골두개 이형성증 환자의 평균 키는 163센티미터 근처다. 정상 평균과 큰 차이가 없다. 비율도 중요하다. 신생아는 다리부터 치골까지의 길이와 몸통 길이와의 비율이 1.7로, 몸통이 하지보다 길다. 성인이 되면 비율은 1 대 1에 가깝게 되고 머리는 상대적으로 작아진다. 이런 정상 비율을 가진 단신을 '균형 단신'이라고 한다. 쇄골두개 이형성증 환자는 비율이 정상인 균형 단신이다. 하지만 로트레크는 몸통이 길고 머리

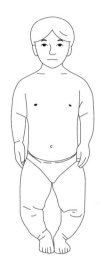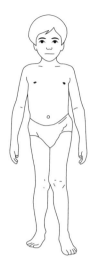

로트레크와 같은 불균형 단신은 2가지 유형으로 나뉜다. 몸통에 비해 팔다리가 짧은 A 유형(왼쪽)과 팔다리에 비해 몸통이 짧은 B 유형(오른쪽)이 있다.

가 큰 '불균형 단신'이었다. 사진을 보면 유난히 큰 머리와 짧은 팔다리가 눈에 띈다. 절뚝이는 다리 때문에 지팡이를 짚고 서 있다.

쇄골두개 이형성증 환자는 턱관절의 유합이 늦어지기 때문에 턱이 넓고 상대적으로 코가 낮다. 하지만 로트레크는 턱이 좁아 입술이 두껍게 보이고 코는 상당히 컸다. 로트레크는 "나는 19세기에 가장 유명한 코로 기억될 거야"라며 농담했다. 즉, 쇄골두개 이형성증이라는 진단은 키, 비율, 턱과 코까지 모두 로트레크의 외모 특징과 맞지 않는다.

결정적으로, 쇄골두개 이형성증은 우성 유전autosomal dominant을 한다. 우성 유전을 어렵게 생각할 필요는 없다. 로트레크가 쇄골두개 이형성증 환자라면 그의 부모도 같은 질병을 앓았어야 한다는 뜻이

131

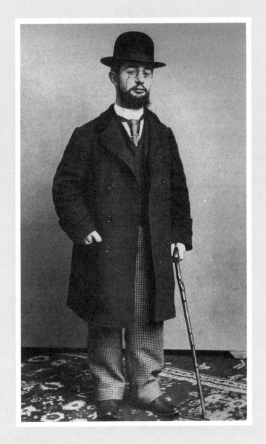

30세 때 로트레크의 전신 모습을 보면 로트레크는 A 유형임
을 알 수 있다.

다(예외가 있지만 다루지 않겠다). 결국 로트레크가 어떤 유전병을 앓았
는지 확실하게 평가하려면 가족 내력도 알아봐야 한다. 이런, 지금까
지의 외모 평가로도 모자라 집안까지 들쑤셔야 한다니!

결혼은 문화를 따른다

로트레크의 두 할머니는 자매였고 아버지와 어머니는 사촌이었다. 근친결혼은 로트레크 부모뿐이 아니었다. 로트레크 외삼촌과 고모도 중매로 결혼했다. 과거 귀족 사회는 근친혼을 장려했다. 근친혼은 귀족의 풍족한 영토와 재산을 지켰고, 천박한 평민이 고결한 귀족의 핏줄을 탐내지 못하도록 막았다. 귀족은 근친혼이 기형을 유발한다는 사실을 경험적으로 알았지만 평민과 결혼하느니 기형 자녀가 낫다고 생각했다. 덕분에 근친혼은 귀족 계층의 유구한 전통이 된다. 로트레크 역시 근친혼 귀족 부부의 장남으로 태어났다.

한국인은 아직도 세계적으로 10억이 넘는 사람이 사촌 이내 결혼을 한다는 사실을 들으면 경악을 금치 못한다. 8촌 사이 결혼도 금지된 한국 사회는 근친결혼을 끔찍하게 저질스럽다고 여기지만 우리 역사 속에서도 친족 결혼 금지의 역사는 그리 길지 않다. 고려 시대만 해도 오누이끼리 결혼이 가능했고 사촌 간 결혼은 흔했다.

근친혼 금지 역사는 조선 시대부터 시작한다. 유교 사상을 발전시킨 남송南宋의 유학자 주희朱熹는 촌수를 넘어 같은 조상 성씨끼리의 결혼도 금해야 한다고 주장했다. 이를 동성동본 혼인 금지 조치라고 한다. 유교를 적극 받아들인 조선도 이를 따랐다.

동성동본 결혼 금지법의 원산지인 중국은 1931년에 이를 폐지했지만 정작 한국은 그러지 못했다. 나이 지긋한 어르신들은 '동성동본 결혼이 합법화되면 집안 무너지는 소리에 조상님들이 편히 눈을 감지 못할 것'이라며 중국 문화를 지키기 위해 전통 한복과 삿갓을 쓰고 시위했다. 덕분에 동성동본 결혼 금지법은 2005년에 이르러서 야 완전 폐기된다.

친인척 간 결혼 금지는 보건 의료 종사자 입장에서 반가운 일이 다. 유전자는 섞일수록 좋다. 혈족 간 결혼은 유전병을 가진 아이의 출산 확률을 높인다. 유전자가 섞일 기회가 적은 나라는 기형아 출산 이 사회 문제가 될 수 있는데 대표적인 나라가 아이슬란드다. 인구가 적고 외국인 유입도 낮아 몇 다리만 건너면 친인척이다. 때문에 아이 슬란드 젊은이는 데이트 신청 전에 친족 관계를 계산해 주는 애플리 케이션을 이용하기도 한다('이슬렌딩가복Íslendingabók'이라는 이 애플리케이션의 이름은 아이슬란드 선조의 역사를 다룬 유명한 고서 이름에서 따왔다).

여기서 따라오는 질문은 '얼마나 가까워야 유전 문제가 생기는 근친결혼인가'이다. 근교계수inbreeding coefficient가 0.0156 이상이면 유전 다양성을 유의하게 낮춰 유전적 근친혼이라고 정의한다. 이런 정의 는 촌수를 잘 따지지 않는 외국식 표현이다. 이에 비해 우리는 한마 디로 이해할 수 있다. 6촌 이내면 유전적 근친혼인 것이다.[12]

자녀를 위해서라도 6촌 내 결혼이 세계적으로 금지되면 좋겠다. 하지만 결혼 제도는 통계나 유전학보다 수천 년은 먼저 인류 사회에 정착했다. 그래서 근친혼은 문화와 종교의 영향을 따른다. 유교 영향 을 받은 한국과 동남아시아는 4촌 내 결혼이 5퍼센트 미만인 반면, 왕정 체제를 유지하거나 부족 간 적개심이 높은 중앙아시아 및 북아 프리카는 20퍼센트 이상 근친혼 문화를 고수한다.[13] 교육 수준이 높 은 예비 부부조차 '두 분의 자녀는 겸형 적혈구 빈혈을 포함한 유전자 이상이 발생할 가능성이 높습니다'라는 설명을 들어도 90퍼센트 이상의 커플이 그대로 결혼을 진행한다.

로트레크 부모 시절에도 근친혼이 각종 유전병을 유발한다는 사실을 알았다. 유럽을 호령한 합스부르크 왕가는 근친혼 결과로 심각한 턱 부정교합에 시달렸다. 억지로 입을 다물려고 힘을 주지 않으면 스르르 턱이 벌어져 입속으로 파리가 들어갔다. 근친혼을 장려한 러시아 왕족은 고질적인 혈우병 때문에 후대가 끊겼다. 로트레크 역시 근친혼 결과로 열성 유전자를 받아 난쟁이가 됐다.

SCENE 8

로트레크 증후군이 발견되기까지

로트레크는 다리가 부러지기 전부터 난쟁이였으며 몸통보다 다리가 짧은 불균형 단신이다. 이는 근친혼으로 인한 열성 유전Autosomal recessive의 결과다. 외모의 특징상 골 형성 부전증이나 쇄골두개 이형성증은 아니다. 의사들은 이를 종합해 로트레크의 병을 피크노디소스토시스Pycnodysostosis라고 진단했다.[14, 15]

피크노디소스토시스의 정식 한글 명칭은 없다. 어원을 풀이하면 '뼈가 충분히 단단하지 못해pycno- 발생한 골격계 이상dysostosis' 정도다. 100만 명당 1명 이하의 유병률을 보이는 열성 유전 희귀 질환이다.[16] 이 질병은 툴루즈 로트레크 증후군Toulouse-Lautrec syndrome이란 이름으로 널리 알려졌다. 정형외과 교과서에도 로트레크가 앓은 질병으로 소개된다.

　　로트레크의 질병을 알아내려는 시도는 꾸준히 있었다. 자료가 많고 주치의 의료 기록도 있었던 덕분에 쉽게 진단할 수 있으리라 예상했다. 하지만 많은 의사가 그의 질병을 알아내지 못하고 좌절했다. 그도 그럴 것이, 피크노디소스토시스는 1967년에 새롭게 발견된 질병이기 때문이다. 여기에는 짤막하지만 역동적인 의학사가 숨겨져 있다.

　　프랑스의 임상 의사 피에르 마로토Pierre Maroteaux와 모리스 라미Maurice Emil Joseph Lamy는 쇄골두개 이형성증 진단 기준을 미묘하게 충족시키지 못하는 환자들을 접한다. 이 환자들의 질병은 무엇일까? 골머리를 앓던 마로토와 라미는 불현듯 한 인물을 떠올렸다. 진단이 애매했던 고국의 유명한 난쟁이 화가 로트레크이다. 둘은 곧바로 로트레크와 자기 환자들 사이에 공통점이 있는지 검토한다.

　　환자들과 로트레크는 같은 증상, 같은 특징을 보였다! 마로토와 라미는 흥분했다. 진단이 어렵던 환자들과 로트레크가 여태껏 알려지지 않은 공통의 새로운 질병을 앓았다고 확신한다. 1967년, 둘은 임상 증례를 정리해 학계에 발표했고 이 새로운 질병을 피크노디소스토시스라고 명명했다.

　　마로토와 라미가 정리한 피크노디소스토시스의 증상은 다음과 같다. 평균 150센티미터의 불균형 단신, 발달이 지연된 머리뼈와 턱뼈, 치아 이상, 짧은 손가락, 엉덩이뼈의 기형, 뒤뚱거리는 보행. 로트레크의 증상과 꼭 같다.

　　이 발표는 논란이 되었다. 마로토와 라미가 피크노디소스토시스 환자의 '증상'은 잘 분류했으나 '어떤 유전자'가 병을 일으키는지 알아내지는 못했기 때문이다. 몇몇 학자는 '어떤 유전자 이상인지 명확하게 밝히지 못하면 새로운 질병으로 인정하기 어렵다'며 주장을 반박했다.

추후 미국의 브루스 겔브Bruce Gelb가 1번 유전자 장완 21번 자리1q21 이상으로 카텝신 KCathepsin K 기능 장애가 발생해 피크노디소스토시스가 생긴다는 사실을 밝혀 논란의 종지부를 찍었고,[17] 피크노디소스토시스는 새로운 질병으로 인정받았다.

이후 또 다른 공격이 들어왔다. 피크노디소스토시스가 로트레크 덕에 발견된 질병이자 널리 알려진 것은 맞다. 하지만 '로트레크가 정말로 그 병에 걸렸는가'는 다른 문제라는 것이다. 로트레크의 전기를 쓴 작가 J. M. 프레이J. M. Frey는 로트레크가 앓은 질병이 피크노디소스토시스가 아니라고 주장했다. 프레이는 150센티미터의 키, 뒤뚱거리는 걸음걸이, 어렸을 적부터 잦았던 감기 앓이, 부모에게 받은 열성 유전자만으로 로트레크의 병을 평가해야 한다고 주장했다[18](그러면서 프레이는 슬며시 불균형 단신에 면역 이상을 동반해 쉽게 감기에 걸리는 골간단 연골 이형성증Metaphyseal chondrodysplasia을 대안으로 제시했다).

이 논문에 대한 반박 논문, 반박 논문에 대한 반박 논문,[19] 그 반박 논문에 대한 반박 논문[20]이 꼬리를 물고 발표됐다. 물론 유전자 검사를 하지 않으면 로트레크가 피크노디소스토시스 환자라고 확언하기 어렵다. 하지만 그가 근친혼 결과로 열성 유전자를 타고났으며 난쟁이의 삶을 살았다는 사실은 분명하다.

생소한 의학 용어에 유전학까지 섞여 잠시 어려웠다. 그럼에도 집중력을 잃지 않은 꼼꼼한 독자라면 '로트레크는 양쪽 허벅지 뼈가 부러졌으니 피크노디소스토시스 환자의 평균 키인 150센티미터보다 작아야 하지 않나?'라고 멋진 질문을 던질 수 있다.

피크노디소스토시스 환자는 뼈의 성장판 부분이 아닌 몸통 부분이 주로 부러지기 때문에 적절한 치료를 받으면 전체 키에 영향을 주지 않는다. 피크노디소스토시스는 종종 뇌하수체 기능 저하를 동반하기 때문에 자기 공명 영상^{MRI} 촬영이 필요하며 성장 호르몬이나 인슐린 성장 인자를 통해 추가적인 키 성장을 도모할 수 있다.

SCENE 9

순교자의 산에서 예술가로 살았던 난쟁이

로트레크가 왕성하게 활동했던 19세기 말의 프랑스는 참 좋은 시절이었다. 파리는 센강을 탯줄 삼아 급속히 성장하며 프러시아에게 당한 패전을 씻어 내고 있었다. 1889년 강변 서쪽에서는 에펠탑이 올라갔고 영국산 증기 기관은 빠르게 퍼져 곡물을 빻고 기차를 움직였다. 파리의 집값은 치솟았고 성공한 사업가와 돈놀이를 하는 귀족이 모여들었다.

화려한 성장은 어두운 이면을 가진다. 곡물을 빻는 기계 덕분에 풍차는 돌아가지 못했고 돈 없는 농민은 외곽으로 밀려났다. 파리로 유학을 온 예술가는 비싼 임대료에 치여 언덕으로 쫓겨난다. 이들은 나그네 묘지로 쓰였던 몽마르트르에 모이게 된다.

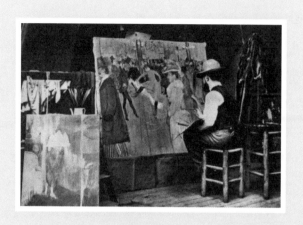

1890년, 물랭 루주의 한 장면을 그리고 있는 로트레크의 뒷모습.

몽마르트르는 '순교자의 산'이라는 뜻이다. 가난한 이와 쫓겨난 예술가는 순교자의 산에서 삶을 이어 갔다. 이들을 먹여 살릴 상권은 술집과 사창가뿐이었다. 세탁업을 하던 어머니는 빨간 속옷을 입고 술집에서 캉캉 춤을 췄고, 교회를 다니던 방앗간 주인은 헌금을 낼 돈으로 풍차를 개조해 카바레를 열었다. 순교자의 산은 어느덧 성공한 파리 사람들이 마차를 타고 놀러 와 욕망을 분출하는 하수구로 변모했다.

순교자의 산이라는 이름 밑에 매춘과 욕망이 흐른다는 역설은 귀족 부자로 태어나 역겨운 난쟁이로 살아온 로트레크에게 매력적으로 다가왔다. 그는 몽마르트르에 터를 잡고 소외된 이와 어울리며 그들을 그렸다. 로트레크는 종종 말했다. "나는 상반된 2개의 삶을 산다."

로트레크는 사람들이 자신을 뭐라 평가하는지, 가족들이 자신을 어찌 생각하는지 분명하게 알았다. 사촌은 그의 유화가 저택의 격을 떨어뜨린다며 침을 뱉었고 아버지는 '못난 아들의 쓰레기 그림이 가문의 명예를 더럽히는 걸 좌시하지 않겠다'며 명망 높은 이를 입회인으로 세우고 아들의 판화를 불태웠다.

그럴수록 로트레크는 침잠해 갔다. 자신을 날카롭게 분석했고 그 칼날을 대상에게도 들이댔다. 누구도 연민할 처지가 되지 못한 로트레크는 연민할 수밖에 없는 사람들을 모델로 삼으며 그들을 연민하지 않았다. 그저 모델의 심리를 해부하고 특징을 부각시켰다. 덕분에 강렬한 선의 독특한 판화가 탄생한다. 미술 평론가 로제 마르크스 Roger Marx는 다음과 같이 평했다.

로트레크 작품에서 우리는 날카로운 표현 방법이 분석적인 통찰력과 하나가 된 것을 볼 수 있다. 그의 냉혹하고 무자비한 관찰은 존재의 깊숙한 곳까지 다가간다.

로트레크는 몽마르트르에서 술을 섞고 그림을 그렸다. 성스러울 정도로 천박한 난쟁이가 갈 곳은 그곳뿐이었다. 술과 그림은 정신적 마취제였다. 아름다운 난쟁이는 혼의 일부를 그림에 박제하고 37세의 젊은 나이로 세상을 떠난다.

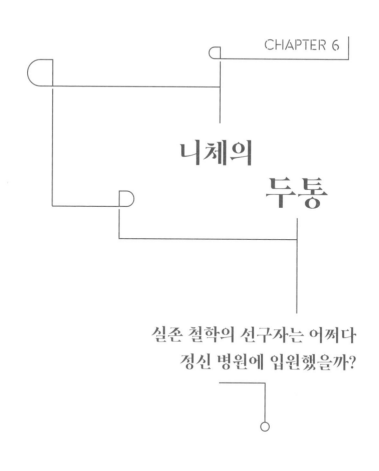

CHAPTER 6

니체의
두통

실존 철학의 선구자는 어쩌다 정신 병원에 입원했을까?

SCENE 1

아폴론의 노래를 듣는 열두 살짜리 예수

소년 니체는 단단한 직물로 짜인 흰색 셔츠를 목 끝까지 채웠다. 수업이 끝날 즈음 갑작스러운 폭우가 쏟아졌고 아이들은 망아지처럼 집으로 내달렸다. 걷는 학생은 니체뿐이었다. 소년은 얌전히 필기 판과 손수건을 꺼내 머리를 가린 채 천천히 걸어갔다. 풀 먹인 옷은 투명하게 젖었고 모자는 엉망이 됐다. 어머니는 아이를 채근했고 소년은 대답한다. "품위 없이 뛰어다니지 말라는 교칙이 있어서요."[1]

신은 죽었다고 선언한 니체(1844~1900)는 목사의 아들로 태어났다. 가족들은 목사 영지에 정돈된 집을 짓고 식물을 캐며 소소하게 살았다. 니체는 아버지의 피아노로 연주되는 찬송가를 사랑했고 어머니가 들려주는 루터교 교리를 경청했다.

5세가 되던 해 아버지는 심한 두통을 호소하더니 돌연 사망한다. 니체는 아버지와 영영 이별해야 한다는 생각에 많이 울었다. 6개월 뒤 막냇동생마저 잃는다. 가족들은 밀려나듯 목사 영지를 떠나야 했고 낯선 땅에서 아버지의 사망 보상금으로 살아가야 했다. 니체는 아버지의 목숨값으로 살아 낸 어린 시절을 '무덤 옆에 핀 식물' 같았다고 회상한다.

가족의 죽음 속에서 청렴한 교리 아래 키워진 니체는 신실하고 엄격했다. 학교 친구들은 그를 꼬마 목사라고 불렀다. 그가 성경 구절이나 찬송가 가사를 인용해 설교할 때면 친구들은 감동을 받아 울기까지 했다. 니체를 고까워한 상급생도 그의 강력한 카리스마에 눌려 말없이 되돌아갔다.

"니체는 사원에 숨은 열두 살짜리 예수 같아."

소년 니체는 모든 삶에 열정적으로 진지했고 성적은 항상 우수했다. 음악도 단순한 예술 유희가 아니었다. 그는 즉흥 연주를 들려주던 아버지의 영향으로 어릴 적부터 곡을 썼고 피아노를 쳤다. 그리고 음악은 훗날까지 그의 철학에 깊이 관여한다.

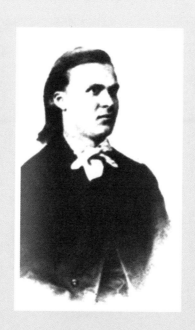

스무 살 청년 니체는 본대학교에 입학해 신학과 철학을 전공하지만 다음 해에 라이프치히대학교로 전학한다.

음악이 없는 삶이란 잘못된 것이다. 독일인들은 신조차도 노래를 흥얼거린다고 상상했다.

_《우상의 황혼》(1889)

음악은 영혼을 깨우는 맑은 소리였다. 유명한 에피소드가 있다. 청년 니체는 짓궂은 관광 안내원 때문에 쾰른 유곽에 방문한다. 얇은 옷으로 치장한 야한 여인의 손이 허리를 감싸 오자 순간 멍해졌다고 한다. 그는 본능적으로 피아노로 다가가 화음 몇 개를 연주했고 비로소, 평상심을 되찾는다. "나는 그저 그 장소에서 영혼을 가진 유일한 물건에 다가간 거야."[2] 이성과 음악의 신인 아폴론이 유곽에 있었다면 니체의 머리를 쓰다듬어 주었을 것이다.

신을 사랑하고 피아노를 즐기던 니체에게 갑자기 위험한 생각이 찾아온다. 아버지와 동생의 죽음, 나의 운명 모두가 신에 의해 조종된다면 인간은 그저 무대 위 꼭두각시처럼 조종되는 기계 장치인가? 이 화두는 두통처럼 그를 괴롭혔고 어머니의 뜻에 따라 진학한 신학 대학도 자퇴한다.

니체는 신을 위한 찬송가가 아닌 인간들을 위한 새로운 신화와 예술이 필요하다고 느꼈다. 그런 그에게 새로운 신화를 노래한 바그너의 음악은 복음과도 같았다.

니체와 바그너의 만남과 헤어짐

니체는 축축한 손을 쥐었다 펴며 목 끝 단추를 풀었다. 밤부터 괴롭힌 불면증과 아침을 깨운 두통은 이미 잊었다. 집 앞에서 괜스레 옷을 털고 안에서 들리는 피아노 화음을 따라 또각또각 발 박자를 맞췄다. 약속 시간이 되자 "큼큼" 목을 다듬고 말한다. "바그너를 찾아온 니체입니다."

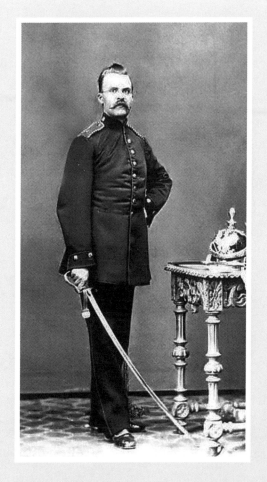

프로이센 병사 제복을 입은 니체의 모습. 그는 1867년부터
포병 사단에서 1년간 자원 복무했다. 그러나 말을 타다가 불
의의 사고로 큰 부상을 입어 군 복무를 포기하고 철학 연구
로 돌아갔다. 덕분에 다음 해에 바그너를 만날 수 있었다.

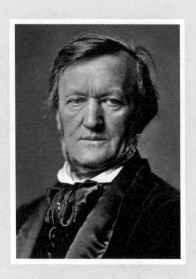

독일 낭만파를 대표하는 작곡가 중 한 명인 리하르트 바그너의 작품은 음악, 문학, 연극을 비롯해 당시 사회와 정치에도 큰 영향을 미쳤다.

   니체의 새로운 종교는 예술이었고 교주는 바그너였다. 박사 학위 없이 바젤대학교 교수가 될 만큼 천재성을 갖춘 니체는 신실한 교인의 자세로 바그너에게 인사한다. 바그너는 정제된 화법으로 신도를 맞이했고 그의 아이를 잉태한 코지마는 마리아처럼 둘 곁을 보필했다.

   1869년 크리스마스부터 새해까지, 니체와 바그너는 스위스의 피어발트슈테터 ^{Vierwaldstatter} 호숫가 저택에 앉아 오랜 시간 대화를 나눴다. 바그너는 깊은 감명을 받는다. "니체, 당신이 자랑스럽다는 말과 당신에게 모든 일을 믿고 맡길 수 있다는 말 외에 더는 할 말이 없습니다."

그의 인정을 받은 니체는 충만한 고양감에 휩싸여 남은 삶을 바그너를 위해 쓰기로 마음먹는다. "바그너는 온전한 이성과 깊은 인간성을 숭고하게 실천하고 있다네. 때문에 나는 그의 곁을 신의 곁으로 느끼지."

니체는 열렬히 바그너 사상을 전파했고 동료와의 논쟁도 피하지 않았다. "인간만이 권태와 허무를 느낀다. 우리는 이런 감정을 극복하기 위해 창조하고 놀이하며 살아간다. 새로운 신화를 창조한 바그너야말로 진정한 복음이다. 모두 그의 오페라를 들어야 한다."[3]

때마침 바그너는 바이로이트 오페라 축제를 준비하고 있었다. 그는 자신의 색채가 담뿍 담긴 오페라 〈니벨룽의 반지〉를 28년 만에 완성해 냈고 이를 초연하기에 적합한 극장을 짓고자 기금을 모집한다.[4] 여기에는 만만치 않은 돈이 필요했다. 후원금이 모이지 않자 바그너와 추종자들은 빈, 베를린, 라이프치히에 '바그너 모임'을 만들고 축제를 홍보한다.

니체는 스위스에도 바그너 모임을 만들고자 시도했으나 실패했고, 대중들의 형편없는 심미안에 실망한다. 어떻게 바그너에게 관심을 갖지 않을 수가 있단 말인가? 니체는 무지한 대중들을 꾸짖는 〈독일인들에게 고함〉이라는 글을 쓴다. '오락 음악을 찾는 싸구려 취향에서 벗어나 품격 높은 바그너의 위대한 사업에 후원으로써 동참할 것'을 엄중히 요구한다.

하지만 지나치게 공격적이다. 측근들조차 니체의 글에 서명하

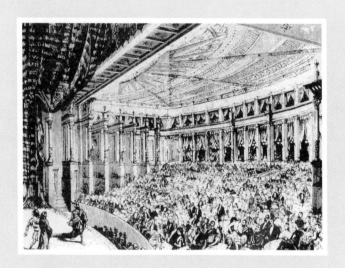

1876년 바이로이트 축제 현장을 묘사한 그림. 바이로이트 축제는 독일의 대표적인 음악 공연으로 자리매김해 현재까지 이어지고 있다.

지 않는다. 코지마가 말했다. "후원회 회원들마저 동의할 수 없다고 느끼는데 누가 서명을 하겠어요?" 바그너와 코지마는 니체의 광신도적 집착에 부담을 느끼며 방어적인 자세를 취했고 니체도 미묘한 심리적 거리를 두기 시작한다. 바이로이트 축제가 끝난 뒤 그들 사이는 결정적으로 멀어진다.[5]

1876년, 고대하던 축제가 열렸다. 즈음해서 니체의 두통은 몹시 심해졌다. 딱따구리가 나무를 쪼듯 니체의 머리를 깨고 흔들었다. 그래도 바그너 축제를 놓칠 수는 없다. 옷매무새를 다듬고 축제가 열린 바이로이트로 서둘러 떠난다.

실망스러웠다. 바이로이트는 숭고한 예술의 장이 아닌 잡상인들로 가득한 시장이었다. 바그너마저 한량 같은 후원자를 접대하느라 정신이 없었고 니체는 축제의 조연조차 맡지 못했다. 그는 장사꾼 소굴이 되어 버린 교회에 격분한 예수처럼 축제에 대해 실망하고 돌아선다. 니체는 바그너를 비판하는 글을 썼고 바그너도 변심한 그를 공격한다. "니체의 두통은 지나친 자위행위 때문이고 사상 변화는 동성애 때문이다."

니체는 소년 시절 신을 떠난 모양새로 바그너를 등진다. 어려운 결정을 내린 니체는 육체의 약화까지 감내해야 했다. 두통은 심해져 갔고 오른쪽 눈은 날마다 침침해졌다. 소모된 정신과 약해진 육체를 위한 휴식이 필요하다. 니체는 교수직을 내려놓고 여행을 떠난다.

SCENE 3

두통도 막을 수 없었던 창작욕

니체는 단출한 차림으로 머리를 부여잡고 타자기 앞에 앉았다. 심해진 두통은 불면증 때문인 듯하다. 어제도 수면제 클로랄 Chloral Hydrate을 먹고 간신히 잠들었는데 복용량을 늘려야 할듯 싶다. 눈마저 니체를 괴롭혔다. 물체는 두세 겹으로 겹쳐 보이고 어지러움 때문에 속이 매스껍다.

타자기는 처분하는 편이 좋겠다. 니체는 제자이자 친구인 가스트 Peter Gast를 부른다. "이제 기계는 필요 없어. 부디 자네가 내 얘기를 직접 옮겨 주게." 니체에게 동조되어 바그너를 떠난 가스트는 기꺼이 아픈 그를 따랐고 니체는 동료에게 의지하며 작업을 이어 간다.

의지와 달리 통증은 심해졌다. 두통은 한번 시작되면 나흘은 갔다. 니체는 지끈거리는 고통을 호소하며 죽은 아버지를 떠올렸다. "내 아버지는 36세에 뇌염으로 돌아가셨는데 어쩌면 나는 그보다 더 빨리 죽을지도 몰라." 니체를 죽이지 못한 고통은 그를 더 강하게 만들었다. 두통이 정신을 삼키기 전, 니체는 마감에 쫓기는 작가처럼 죽을힘을 다해 즐거운 글을 썼다.

그가 베네치아 리알토 다리 근처에 숙소를 구한 건 잘한 일이다. 밤새 잠을 이루지 못한 것을 시끄러운 관광객과 습한 날씨 탓으로 돌릴 수 있으니 말이다. 니체는 산책을 하며 글을 쓰기 시작한다. 직장을 그만두어 자유로워진 덕에 멀쩡한 날 따뜻한 볕을 맞으며 생각을 정리할 수 있었다.

1888년 니체의 창작 혼은 절정에 이른다. 그는 《우상의 황혼》《니체 대 바그너》《안티크리스트》《이 사람을 보라》, 모두를 단 1년 만에 완성하는 기염을 토한다.[6]

이 무렵 니체의 글은 사뭇 따뜻해진다. 신과 예술을 바라보던 그의 시선은 통증과 함께 인간계로 내려왔다. 소크라테스와 그리스도교는 명백한 선과 악이 있으며 태어날 때부터 죄악에 싸인 인간은 선해지기 위해 채찍질을 당해야 한다고 설파했다. 니체는 인간을 때리는 신의 채찍을 뺏으며 너무나 인간적인 선언을 한다. "우리는 그렇게 영리한 동물이 아니다. 전통적인 도덕을 위해 가축처럼 스스로 훈육할 필요가 없다."

정신 병원 입원과 기록되지 못한 연보

헐벗은 니체는 말에게 무자비한 채찍질을 가하는 마부를 가로막으며 울음 같은 비명을 토했다. 토리노 광장은 말을 끌어안은 광인과 얼떨떨한 표정을 짓는 마부로 인해 멈춰 선다. 행인들은 기괴한 긴장감을 느끼며 호기심을 움킨 채 곁눈질했다.

1888년 폭발적인 집필을 마친 니체는 심각한 정신적 몰락을 겪으며 1889년 토리노 광장에서 말을 안고 쓰러졌다. 목 끝까지 단추를 채우던, 피아노 화음에 영혼이 맑아지던 소년은 더는 없었다. 니체는 넝마를 걸친 채 피아노로 엉망진창 소음을 연주해 댔다. 주저리주저리 혼잣말을 하며 모르는 사람에게 욕설을 퍼붓는다.

그즈음 니체의 친구들은 니체에게 편지 한 통을 받는다. 내용은 지리멸렬했고 서명란에는 니체 이름 대신 '십자가에 매달린 자' 혹은 '디오니소스'가 적혀 있었다. 친구 오버베크는 니체에게 문제가 생겼음을 눈치챈다. 서둘러 니체가 머물고 있는 토리노 숙소를 찾아간다.

니체를 만난 오버베크는 그의 기괴한 행동에 경악했다. "니체는 소파 구석에 쪼그려 앉아 중얼거리며 무언가를 읽고 있었다. 표현의 대가였던 그는 시장에서도 쓰지 못할 저속한 단어로 기쁨을 표현하며 벌거벗은 채 괴이한 춤을 췄다." 1889년 오버베크는 즉시 니체를 바젤 정신 병원에 입원시킨다.[7, 8]

니체는 정신 병원에서도 문제를 일으켰다. 평생을 괴롭혔던 불면증을 즐기기라도 하듯 밤새도록 잠을 자지 않고 고함을 지르며 소란을 피웠다. 장정이 달라붙어 신경 안정제를 놓아야 간신히 잠들었다. 낮에도 잠잠하지 않았다.[9] 니체는 환자들을 발로 차며 거침없이 욕설을 퍼부었고 자기 자신을 먹어 치운 그리스 신화의 에리시크톤 Erysichthon처럼 집착적으로 음식을 탐했다. 자신의 장화에 소변을 봐서 마시고 온몸에 대변을 바른 채 왈츠를 추기도 한다.

1890년 3월, 니체는 어머니를 모셔야 한다는 명목하에 동생 손에 이끌려 정신 병원을 나왔으나 결코 회복하지 못한다. 친구들이 종종 방문했지만 니체는 그들을 알아보지 못했다. 그저 영혼 없는 표정으로 간간이 미소 지을 따름이었다.

박제가 된 천재처럼, 니체는 침대에 누워 시간을 보낸다. 왼쪽 팔다리는 앙상하게 구부러졌고 침묵하는 구도자처럼 말수가 줄었다. 결국 1900년 폐렴으로 사망한다. 신의 죽음을 선언한 니체는 교회에서 기독교식 장례를 치르고 목사 아버지 옆에 나란히 묻힌다. 니체가 정신적으로 몰락한 1889년부터 1900년까지 11년 동안은 기록되지 못한 연보로 남았다. 니체를 박제한 질병은 무엇일까.

SCENE 5

신경 매독에 걸렸다는 엉터리 진단

친구에게 이끌려 도착한 정신 병원에서 니체는 정밀 신체검사를 받는다. 그를 진료한 오토 루트비히 빈스방거Otto Ludwig Binswanger는 저명한 신경정신과 의사였다. 빈스방거는 니체를 진찰한 뒤 그가 신경 매독에 걸렸다는 터무니없는 결론을 내린다. 빈스방거가 기록한 니체의 상태는 이렇다.

오른쪽 동공은 커진 상태로 고정되어 있으며 혀는 약간 우측으로 치우쳤으나 명확하지 않다. 눈의 기저부는 붓지 않아서 뇌압은 정상일 것으로 추정된다. 왼쪽 팔다리의 힘이 약하다. 원시 반사는 거의 나타나지 않는다. 날짜 감각이 없으며 음식에 과도하게 집착한다. 공격적인 성향을 보인다.[10]

신경 매독이라는 진단은 확실하게 틀렸다. 신경 매독 환자는 식욕이 떨어져 살이 빠지는 경우가 많다. 하지만 니체는 엄청난 폭식을 해 댔다. 양쪽 동공 크기가 다른 것은 신경 매독의 특징이지만 감염 후 10~30년 뒤에 발생하는 증상이다. 그러나 니체는 어릴 적부터 동공 크기가 달랐다.[11]

신경 매독 환자는 종종 공격적인 성격으로 변한다. 이는 신경 매독의 말기 증상으로, 성격이 괴팍하게 변한 환자는 대부분 2~3년 뒤에 사망한다.[12] 니체는 성격이 기괴하고 공격적으로 변한 다음에도 10년을 더 살았다. 그러므로 신경 매독일 가능성은 낮다.

신경 매독의 가장 큰 특징은 1초에 서너 번 팔다리를 떠는 매독성 떨림characteristic syphilitic tremor이다. 신경 매독 환자는 매독성 떨림 때문에 글쓰기나 연주 같은 정밀한 동작이 어렵다. 니체는 타자기를 썼고 손편지를 보냈으며 정신적 몰락을 겪은 이후에도 피아노를 쳤다. 니체에게 매독성 떨림이 있었다면 불가능했을 일이다. 신체검사 결과에서도 매독성 떨림은 보이지 않았다.

어떤 증상도 니체가 신경 매독이라는 진단에 힘을 실어 주지 못한다. 심지어 니체를 검진한 빈스방거조차 진단에 확신을 갖지 못했다. 그가 엉터리 결론을 내린 이유는 뇌 과학 학파의 자존심 싸움으로 봐야 한다.

19세기 말 유럽은 중세의 마술적 상상력을 근대 과학으로 간신히 몰아내는 중이었다. 중세 서양은 질병마다 특수한 성질이 있기 때문에 유사한 속성의 약물로 치료해야 한다고 생각했다. 성욕이 지나친 색광증 환자는 '불타오르는 속성'을 갖기 때문에 치료에 '불 속성' 약이 필요하다는 식이다. 주술사는 '재활성화시킨 불 속성 수은을 금과 함께 5차례 빻고 황산염과 함께 가열한다. 이를 5차례 증류시킨다. 이후 뜨거운 숯불에 5시간 졸여 낸 가루'를 색광증 환자에게 복용시켰다.[13]

이렇듯 끔찍하게 원시적이었던 중세 마술은 19세기에 퇴출되었지만 신경정신과 의사들은 미묘한 차이를 두며 두 학파로 갈라선다. 한편은 어릴 적 받은 충격이 무의식에 쌓여 정신 질환이 발생한다고 주장하는 '프로이트 학파'이고, 다른 쪽은 뇌에 염증이나 조직 손상 등 분명한 이유로 정신병이 생긴다는 '뇌신경 학파'였다. 니체를 진단한 빈스방거는 후자 쪽이다. 매독이 니체의 뇌를 손상시켜 정신병이 발생했다는 그의 주장은 '나는 뇌신경 학파다'라는 맥락 정도로 이해해야 한다.

추후 프로이트 학파 사람들은 '니체가 매독에 걸렸다고 하더라도 원인은 정신적 트라우마 때문'이라는 황당한 주장을 펼치기도 한다. 심리학자 칼 융(MBTI의 모티브를 제공한 그 칼 융이 맞다)은 니체가 두꺼비 꿈을 자주 꿨는데 이는 '매독에 걸린 불안감의 표출'이라는 낯뜨거운 주장을 해 지금까지 비판을 받고 있다.

SCENE 6

머릿속 종양 덩어리가 영혼을 파괴하다

과거에는 정신병이 '영혼을 다쳐서' 발생했다거나, 신의 저주를 받아서 혹은 귀신이 들려서 생겼다고 믿었다. 이런 말도 안 되는 오해 때문에 환자들은 적절한 치료를 받지 못했고 마녀사냥을 당했다.[14]

현대 의학은 영혼이라는 가설을 배제한다. 정신 분열 증상은 뇌종양이나 호르몬 이상으로 발생할 수 있고, 자폐증은 분자생물학 측면에서 접근하며, 우울증은 신경 전달 물질을 조절해 치료한다.[15, 16] 니체의 정신병적 증상에 대해 다룰 만한 가치가 있는 의견은 2000년대 이후부터 발표된다. 몇몇 논문은 니체가 뇌종양 때문에 정신병이 생겼다고 주장한다.[17] 이는 그동안 의도적으로 무시된 니체의 증상들을 설득력 있게 해설한다.

니체는 어릴 적부터 두통과 불면증에 시달렸다. 두통과 불면증은 니체에게 가장 큰 고통을 준 증상이었으나 신경 매독을 주장한 집단은 두통에 대한 언급을 꺼렸다. 신경 매독으로 인한 두통은 매독에 걸린 뒤 10년은 지나야 발생하는데 니체의 두통은 20세 즈음부터 심해졌으니, 신경 매독으로 니체의 두통을 설명할 수 없기 때문이다.

니체의 두통과 불면증은 나이를 먹으면서 심해졌다. 두통이 몹시 심한 날이면 니체는 먼지 쌓인 빨래처럼 무기력하게 소파에 앉아 통증이 지나가길 기다렸다. 두통은 발작과 함께 오기도 했다. 1879년, 100번도 넘는 발작을 겪은 니체는 더 이상 건강을 방치할 수 없다고 느껴 교수직을 내려놓고 휴양을 떠났다.

천천히 자라는 뇌종양은 니체의 두통과 발작을 적절히 설명한다. 머리뼈는 두부처럼 물렁한 뇌를 단단히 감싸 보호하고, 그 덕분에 뇌는 어지간한 충격에도 쉽게 다치지 않는다. 문제는 머리뼈가 몸에 꼭 맞는 우주복처럼 뇌 하나만 간신히 담길 수 있는 크기라는 점이다.

머리뼈 속이라는 한정된 공간은 뇌 혼자 쓰기도 벅차다. 머리뼈 안에서 자라는 뇌종양은 1인실을 비집고 들어오는 폭력적인 불청객처럼 뇌를 뭉개며 덩치를 키우고 정상적인 뇌 기능을 마비시킨다. 종양이 커져 감에 따라 두통과 발작은 심해지고 정신은 혼미해진다. 니체의 증상과 잘 맞는다.

니체는 어릴 적부터 어지럼증을 호소했다. 증상은 심해져 30대에는 물체가 겹쳐 보여 글씨 쓰기가 힘들었다. 논문은 뇌종양이 눈을 움직이는 신경을 눌러서 겹쳐 보이는 증상(복시)과 어지럼증이 발생했다고 설명한다. 니체의 서로 다른 양측 동공 크기 또한 뇌신경 마비로 해석할 수 있다. 전두엽과 전측두엽에서 자라는 뇌종양은 3, 5, 6번 뇌신경을 마비시킬 수 있다. 뇌신경이 눌리면 동공 크기가 달라지고 눈을 움직이는 근육이 마비되어 물체가 겹쳐 보인다.

친구와 가족이 가장 놀란 이유는 니체의 급격한 성격 변화 때문이다. 열정적으로 진지하며 극도로 논리적인 니체는 "표현할 수 없을 정도로 낯설게 느껴졌으며 아주 이상한 분위기가 그를 감싸고 있었고, 아무도 살지 않는 마을에서 온 사람"처럼 행동했다. 행동은 날이 갈수록 과격해져 니체는 모르는 사람에게 욕설을 퍼붓고 근처 환자들을 구둣발로 가격했다.

신경외과 의사 크리스토퍼 오언Christopher M. Owen은 니체의 뇌종양이 그의 전두엽이나 전측두엽을 누르며 서서히 자랐을 것이라고 주장했다. 전두엽은 성격에 영향을 미친다. 전두엽이 손상된 환자는 유치한 행동과 이해할 수 없는 공격성을 보인다. 전두엽이나 전측두엽에 똬리를 틀고 천천히 자라나는 뇌종양은 니체의 두통 및 안구 이상을 명쾌하게 설명한다. 더불어 정신병으로 고통받은 말년의 성격 변화까지 뇌종양으로 설명할 수 있다.

크리스토퍼 오언은 자신만만한 어투로 글을 마무리한다. "뇌종양은 천천히 니체의 머리뼈 안에서 자랐을 터이니 머리뼈에 흔적을 남겼을 것이다. 니체의 머리뼈를 검사해 보면 반드시 뇌종양의 증거를 찾을 수 있을 것이다."

그의 확신처럼 유골을 분석하면 니체가 뇌종양을 앓았는지 확인할 수 있을 것이다. 엑스레이 사진 한두 장이면 된다. 그러나 니체 사망 당시 부검조차 거부했던 니체의 가족들이 이를 허락할지 의문이다.

물론 뇌종양 가설이 니체의 모든 증상을 속 시원하게 해설하지는 못한다. 1889년 이후 니체는 왼쪽 팔다리에 마비가 오면서 근육이 빠지고 나뭇가지처럼 앙상하게 구부러졌다. 한쪽 팔다리가 마비

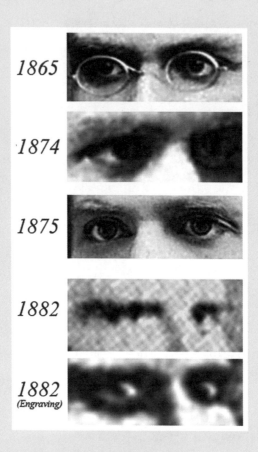

1865

1874

1875

1882

1882
(Engraving)

연도별 니체의 시선에서 오른쪽 눈을 주목하자. 그의 오른
쪽 눈은 1875년 이후 바깥쪽으로 돌아가지 못한다. 이것은
6번 뇌신경이 마비되면 발생하는 증상이다. 더불어 1875년
사진에서는 오른쪽 동공이 왼쪽에 비해 확장되어 있는데 이
또한 뇌신경 마비의 증상이다.

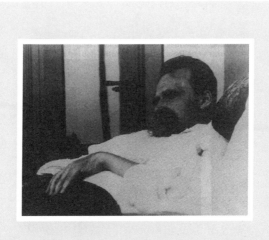

니체가 세상을 떠나기 한 해 전인 1899년의 모습. 왼쪽 팔이 구부러지고 손목은 힘없이 꺾여 있다.

되는 니체의 증상은 뇌혈관이 막혀 발생하는 뇌졸중의 전형적인 모습이다. 뇌종양으로 인한 증상과는 거리가 있다.

SCENE 7

니체는 아버지와 같은 병을 앓았는가

니체의 사인이 뇌종양이라는 주장은 약간의 한계를 갖고 있지만 가장 설득력이 있다. 그보다는 논거가 약하지만 더 흥미로운 주장도 있다. 니체의 사인이 '대뇌피질하 경색 백질뇌병을 동반한 상염색체 우성 유전성 대뇌 동맥병증Cerebral Autosomal Dominant Arteriopathy with Subcortical Infarcts and Leukoencephalopathy, CADASIL', 일명 '카다실'이라는 가설이다.

니체가 카다실이라는 주장은 36세에 요절한 니체 아버지의 사인까지 멋지게 해설한다는 점에서 상당히 매력적이다. 우선 카다실이라는 암호처럼 긴 이름을 풀이해야겠다. '대뇌피질하 경색 백질뇌병'에서 중요한 단어는 '경색'이다. 경색이란 피가 통하지 않아 조직이 썩는다는 의미다. 다음의 '대뇌 동맥병증'은 카다실 환자는 대뇌에 문제가 생기는데 주로 작은 동맥이 막히기 때문이라는 뜻이다. 마지막 '상염색체 우성 유전'은 아버지의 병을 아들이 물려받는다는 정도로 이해하면 된다.

종합하면 카다실이란 대뇌에 영양을 공급해야 하는 실핏줄 같은 작은 동맥이 망가지고 막혀서 뇌가 말라 죽어 가는 유전성 질병이다. 카다실은 단일 유전 이상으로 발생하는 소동맥 치매 질환 중 가장 흔하다. 19번 염색체의 13부위가 손상되면 발생한다는 사실은 1993년에 밝혀졌다.[18]

카다실 환자는 두통으로 병을 시작한다. 두통은 주로 30대부터 발생해 심각한 뇌졸중이 발생하기 전까지 지속된다. 혈관이 말썽을 부려 뇌에 피가 안 통하는 증상은 30대 후반부터 시작된다. 환자들은 간간이 마비를 겪거나 어지럼증을 겪는다. 10퍼센트의 환자에게서 간질 발작이 생긴다. 니체가 보인 것 같은 심각한 마비는 40대에 주로 발생하고 60대에 대부분 폐렴으로 사망한다.

니체의 아버지는 두통을 겪다가 뇌졸중으로 쓰러지더니 36세에 돌연 사망했다. 부검 결과는 뇌연화증이었다. 뇌연화증은 카다실 환자에게 쉽게 나타나는 병리 상태다. 카다실은 자식에게 유전된다. 니체는 20대부터 심해진 두통을 겪었고 안구 마비와 어지럼증과 발작에 시달렸으며 40대에 심각한 반신 마비로 팔다리를 쓸 수 없었고 50대에 폐렴으로 사망한다.

카다실은 점진적으로 변하는 성격 장애도 유발할 수 있다. 갑자기 깡패 같은 짓거리를 하다가 몇 년 뒤 돌연 시체처럼 조용해지기도 한다. 점잖은 니체는 1889년 폭력적인 성격으로 바뀌더니 1893년부터는 없는 사람처럼 조용해졌다. 이렇듯 카다실은 니체의 증상을 훌륭히 설명할 뿐 아니라 아버지의 요절까지도 한 번에 풀이해 내는 매력적인 진단이다.

하지만 이 주장은 애초에 한계가 있다. 카다실의 원인인 19번 염색체의 13부위 손상은 혈관 기능을 조절하는 근육Vascular Smooth Muscle Cells, VSMC 이상을 유발하는데, 유년기에는 이 유전적 이상에 영향을 받지 않는다. 때문에 카다실 환자의 두통은 30대부터 발생한다. 니체는 유년기부터 두통과 어지럼증 등이 발생했으니 카다실을 니체의 병으로 내세우기에는 무리가 있다.

뇌종양이나 카다실 외에도 니체의 질병이 '젖당 산증 및 뇌졸중 유사 사건을 동반한 미토콘드리아 뇌병증Mitochondrial Encephalomyopathy with Lactic Acidosis and Stroke-like episodes, MELAS', 일명 '멜라스' 같은 희귀 질환일지 모른다는 소수 의견도 있지만 여기서는 다루지 않겠다. 카다실이나 멜라스 같은 극히 희귀한 질환이 하필 니체라는 유명인에게 발생했을 가능성은 아무래도 떨어진다.

오명을 벗고 등불을 밝힌 니체 철학

니체의 철학은 부모에게 물려받은 기독교 신앙으로 시작해 예술을 신격화한 바그너의 사상을 거쳐 자신만의 인간적인 해답으로 완성됐다. 어쩌면 그의 철학 여정은 이성과 음악의 신인 아폴론을 닮은 갑갑한 셔츠에서부터 본성과 충동을 사랑한 신 디오니소스로 단추를 풀어 가며 변화해 온 과정일지 모른다.

니체 철학은 오랫동안 히틀러의 인종 차별 전략에 도움을 줬다는 오명을 썼다. 니체 철학은 나치 철학이라는 과격한 말까지 있었다. 이는 분명한 오해다. 니체 철학이 인종 차별로 얼룩진 이유는 니체의 동생 잘못이 크다.

니체의 하나 남은 동생은 1890년에 니체를 정신 병원에서 퇴원시키고 극진히 간호한다. 한편으로는 정신이 무너진 니체를 위해 그의 메모와 편지와 글귀를 모아 책으로 출판하는 작업을 진행했다. 1893년에는 니체 기록 보관소를 설립했고 유명 인사들을 초청해 니체를 홍보한다.

동생은 니체의 사상을 교묘히 편집한다. 한때 니체는 열렬한 독일 민족주의자로 살았다. 포병과 의무병으로 자원입대해 전쟁에 참여했고 민족주의자인 바그너와 합을 맞추기도 했다. 하지만 니체는 민족주의가 위험하다며 생각을 바꾼다. 어린 시절 자신을 '훌륭한 독일인'이라고 말했으나 추후 '나는 완벽한 폴란드인'이라며 냉소적인 어투로 독일 민족주의를 부정했고 바그너와 동생을 떠나면서 '구역

질 나는 반유대주의자 틈에 껴 있는 일은 너무나 역겨웠다'고 고백
했다.

반면 니체의 동생은 철저한 독일 우월주의자였다. 동생은 니체
의 글을 악의적으로 편집해 반유대주의적 구절을 강조한 책을 낸다.
니체의 친구들은 그의 사상이 잘못 전달될까 봐 걱정되어 동생에게
'같이 니체의 글귀를 정리하자'고 제안했으나 철저히 무시당했다.

동생은 나치당 수장인 히틀러에게 매료되어 있었다. 히틀러에
게 적극적으로 니체 사상을 권했고 '니체가 말한 초인이 바로 당신입
니다'라며 아부했다. 히틀러 또한 왜곡된 니체의 사상에 감복해 자신
의 저서《나의 투쟁》에 적극 인용한다.

니체 철학이 유명해지자 동생은 도리를 넘는 행동조차 서슴지
않는다. 니체를 씻기고 새하얀 옷을 입혀 기록 보관소 한 켠에 전시
해 둔다. 정신이 온전치 못한 니체는 멍하니 앉아 자신의 사상이 왜
곡되어 상업적으로 팔리는 장면을 목격해야 했다.

실존주의 철학의 거장 마르틴 하이데거 등의 노력으로 오명을
벗기 전까지 니체 철학은 언급조차 꺼려졌다.[19] 이후 그의 사상에 대
한 논의가 활발히 이뤄졌고 지금은 세계적으로 사랑받는 사상가가
됐다.

우리는 니체의 질병과 사상을 실타래처럼 따라왔다. 통증이 심
해질수록 니체는 신에게서 인간으로 한 계단씩 내려오며 사상을 발
전시켰다. 물론 니체 철학과 질병의 악화가 분명한 고리로 연결된다
고 할 수는 없다. 하지만 통증이 심해진 청년 니체가 기독교를 떠나
예술을 새로운 종교로 받아들이고, 잦은 발작과 아찔한 두통으로 정

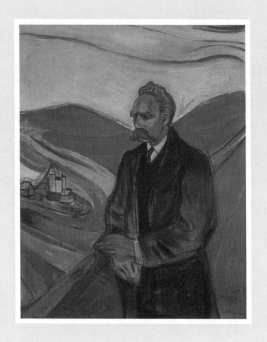

〈절규〉로 유명한 네덜란드 화가 에드바르 뭉크가 그린 니체
의 초상화. 뭉크는 생전에 니체를 만난 적은 없었지만 그의
저작을 읽고 큰 감명을 받았다.

신을 차리기 힘들던 때에 통증에 민감한 우리 인간들을 위한 철학을
창조했다는 사실은 부정할 수 없다. "내 글을 호흡할 줄 아는 사람은
누구든 그것이 높은 곳의 강렬한 공기라는 것을 안다."

　니체를 사랑한 이들은 니체 사상과 신체적 질병이 연관되어 있
을지 모른다는 주장에 불쾌할 수도 있다. 하지만 니체를 연구한 학자
들은 니체를 닮았는지, 이런 위험한 생각에 대해 편안한 어투로 글을

남긴다. 다음은 니체가 뇌종양에 걸렸다고 주장한 논문에 대해 답한 비교인문학자 제럴드 길레스피Gerald Gillespie 교수의 글이다.

"니체는 아폴론적 삶에서 디오니소스적 삶으로 넘어갔고 어쩌면 그 추진력이 뇌종양과 그로 인한 정신병 같은 신체적 문제에 기인했는지 모릅니다. 신경 과학은 삶의 본질에 대한 논의까지도 품어 내야 합니다."

니체는 시간과 사상이 교차하는 지점에서 태어났다. 그가 태어난 1800년대 말은 기독교 교리와 엄격한 규범으로 사회가 유지됐다. 정신병에 걸린 사람은 신의 사랑을 받지 못한 악인으로 취급된다. 이들을 치료한 방법은 상당히 끔찍하다. 정신병 환자를 갑자기 물에 빠뜨리거나 오랫동안 욕조에 머리를 처박아 귀신을 내쫓아야 한다고 주장했다.

당시 정신병 환자 치료법이 적힌 글에는 '정신병자들이 치료 중에 죽지나 않을까 하고 염려할 필요는 전혀 없다'고 적혀 있다. 이는 옛날 일이 아니다. 1907년 인디애나주는 수용 시설에 있는 정신 질환 환자들이 '악한 자식들을 낳지 못하게 하기 위해' 이들을 거세해야 한다는 법률을 도입한다.[20] 니체도 유명하지 못했더라면 거세당했을지 모른다.

다행히 니체는 거세당하지 않았고 그의 사상 역시 제거되지 않았다. 통증에 시달리던 니체는 맑은 아침에도 진리를 찾기 위해 등불을 들고 거리에 나간 인간적인 철학자다. 묵묵히 니체를 따랐던 가스트는 친구를 묻으며 이렇게 말했다. "모든 후세에 당신의 이름이 거룩하게 불리길."

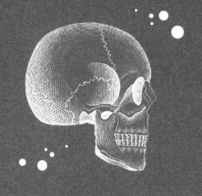

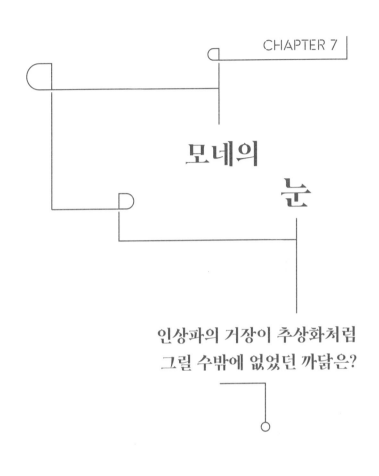

CHAPTER 7

모네의
눈

인상파의 거장이 추상화처럼
그릴 수밖에 없었던 까닭은?

SCENE 1

인상적인 쓰레기에서 탄생한 인상파

위대한 철학은 종종 타인의 조롱으로 이름 짓기를 즐긴다. 빅뱅 이론 Bigbang Theory은 "우주가 거대한 폭발 뒤에 팽창했다니. 마치 덩치 큰Big 근 육질 스트리퍼가 생일 파티에 '빵!Bang!' 하고 깜짝 등장하는 것과 비슷 하군요"라며 비꼰 말에서 따왔다.

인상파도 비슷하게 탄생한다. "모네의 〈인상, 해돋이〉는 제목 그대로 인상적인 쓰레기다. 오히려 그림이 걸린 벽지가 더 고풍스럽다. 차라리 벽지에 대해 감상평을 쓰고 싶다"라는 비평 글에 대해 모네는 유쾌하게 대꾸했다. "인상적인 쓰레기라니, 멋진 표현인데? 오늘부터 우리는 인상파다!"[1, 2]

미술사는 인상파부터 새로운 역사가 시작됐다고 선언한다. 인상파 이후를 모더니즘이라고 칭하니 인상파 이전 화풍은 자연스레 고리타분한 중세 미술로 묶인다.[3] 그리고 클로드 모네(1840~1926)는 인상파의 아버지라 불린다.

인상주의는 고루한 조롱을 먹고 핀 신선한 꽃이다. 옛 화가는 신화나 역사를 주제로 그림을 그렸다. 작품에는 반드시 교훈이 담겨야 했다. 한정된 주제는 창의성을 짓눌렀고 상상을 억압했다. 모네를 주축으로 한 젊은 화가들은 이에 반기를 든다. 새로운 색깔로 풍경을 그렸고 산뜻한 빛으로 캔버스를 칠했다.

늙은 화가는 후배의 신선한 시도가 못마땅했다. 강렬히 비판했고 변호해 주지 않는다. 후배들은 넉넉하게 모욕을 감당했고 마침내 새로운 시대를 이끌어 낸다. 신화와 종교만 그리던 고루한 미술은 인상파 화가들 덕에 다양한 색깔로 재탄생한다.

모네는 빛에 주목했다. 그는 뉴턴과 아인슈타인만큼 신선한 통찰을 남긴다. 뉴턴 이전에는 낮과 밤을 낭만적으로 묘사했다. 태양신 헬리오스가 금빛 마차를 끌면 아침이 되고 달의 여신 셀레네가 은빛 마차로 장막을 드리우면 밤이 된다고 믿었다. 뉴턴은 빛이 없는 상태가 어둠임을 밝혔고, 빛은 여러 파장으로 구성된다고 주장했다.

아인슈타인은 빛 속도가 절대적임을 알렸다. 단위 '미터^{meter}'는 '빛 속도를 299,792,458로 나눈 값'으로 정의된다. 과학은 대체로 절대적 권위를 인정하지 않지만 빛 속도는 물리학에서 신과 같은 위치를 점유한다. 시간과 공간도 빛 앞에서는 일그러지고 왜곡될 뿐이다. 뉴턴 이전에는 어둠이 빛의 부재임을 알지 못했다. 아인슈타인 이전에는 빛이 시공간보다 절대적임을 알지 못했다.

뉴턴과 아인슈타인 사이에 모네가 있다. 모네는 우리가 빛을 '어떻게 보는지' 탐구했다. 그는 르네상스 시대부터 교과서처럼 지켜진 원근법을 무시했고 선배들이 쌓아 놓은 색조 표현을 거부했다. 이런 도발적인 생각은 시대가 요구하는 흐름이기도 했다.[4]

SCENE 2

물감 튜브와 카메라가 화가를 철학가로 변모시키다

프랑스 혁명 전, 화가는 일종의 전문직이자 장인이었다. 그들에게는 꾸준한 일감이 있었다. 왕족과 귀족은 저택을 치장할 목적으로 화가를 고용했다. 그들은 이따금 작업실에 들러 그림을 평가했고 마음에 들지 않는 부분은 수정하라고 요구하기도 했다. 화가는 고용주의 입맛에 맞춰 그림을 그릴 따름이었다.

프랑스 혁명 후는 다르다. 자유로운 철학 사조가 유럽에 번졌고 이 불길은 미술사에도 영향을 미친다. 젊은 화가들은 신화와 종교에 집착하는 고루한 화풍에 매스꺼움을 느끼며 자신만의 철학을 갖고 그림을 그리기 시작한다. 바야흐로 화가는 장인에서 철학가로 변해 갔다.

사상뿐이 아니다. 증기 기관으로 대표되는 산업 혁명도 미술 철학 발전에 기여한다. 커다란 공장이 돌아가고 저렴한 제품이 쏟아졌다. 오래된 금속인 주석도 영향을 받는다. 대량 생산된 주석은 꾹꾹 눌러쓴 이후 버려도 될 만큼 저렴해졌다. 저렴해진 주석이 미술사에 영향을 끼칠 줄은 누구도 예상하지 못했다. 바로 주석 물감 튜브의 등장이다.

과거 화가들은 직접 물감을 만들었다. 밀폐된 유리병에 담긴 안료를 아마인유Linseed oil에 개어 원하는 색을 만들고 유리 용기에 담아 보관했다. 하지만 유리 용기를 단단히 밀봉하기란 쉽지 않았다. 보관된 물감은 굳어 버리기 일쑤였고 색상도 쉽게 변했다. 더구나 값비싼 유리 용기는 재활용해야 했고, 종종 이전에 담아 놓은 색과 새로 만든 색이 섞이기도 했다.

이는 풍경화를 그리고 싶은 화가들에게 몹시 곤란한 문제였다. 밖에서 그림을 그리려면 유리 용기를 들고 나가야 하는데 비싼 유리 용기가 깨질까 봐 불안하기도 했고, 깨지지 않을 만큼 두껍게 제작된 용기는 무거워서 가지고 나갈 엄두가 나지 않았다. 화가들은 어쩔 수 없이 풍경을 스케치한 채 화실로 돌아와 기억에 의존해 채색할 수밖에 없었다.

이들에게 주석으로 만든 물감 튜브는 그야말로 혁신이었다. 주석 튜브는 단단한 밀봉이 가능해서 물감이 굳지 않았고 색상도 선명하게 유지됐다. 값이 저렴해서 굳이 재활용할 필요도 없고, 가벼운데

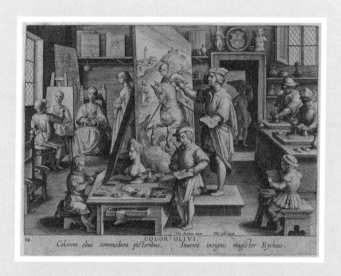

과거 화실은 공장과 비슷했다. 고체 안료를 가는 사람, 가루 안료를 아마인유에 개어 물감을 만드는 사람 등이 따로 있었다. 이런 대규모 공정도 주석 물감 튜브가 발명되고 화학 염료가 발전하면서 사라지게 된다.

다 깨지지도 않아 화실 밖으로 들고 나가기도 편했다. 지금이야 대단해 보이지 않지만 항상 유리 용기에 물감을 보관해 왔던 화가들에게는 충격이었다.

주석 튜브 덕분에 화가들은 자연을 관찰하며 그림을 그릴 수 있게 됐다. 모네는 이 혜택을 톡톡히 봤다. 그는 어려서부터 답답함을 참지 못했다. 4시간뿐인 학교생활도 견디기 어려웠고 예술 아카데미 교육은 지루하기만 했다. 주석 튜브 발명은 이런 모네에게 해방을 줬다. 그는 물감을 들고 자연으로 나가 자유롭게 풍경을 그렸다.

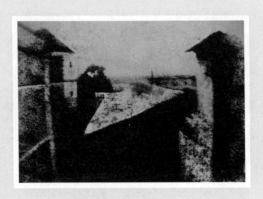

프랑스의 화가 겸 기술자인 조제프 니세포르 니엡스와 루이 자크 망데 다게르는 1839년 최초의 실용적 사진 기술인 '다게레오타이프'를 발명했다. 최초의 사진으로 추정되는 이 사진을 찍는 데 8시간이 걸렸다.

    1831년 카메라의 발명도 모네 철학을 돕는다. 몇몇 화가는 카메라의 탄생에 좌절했다. 아무리 화가가 장인에서 철학자로 변했다고 하더라도 초상화는 화가들의 중요한 밥줄이었다. 화가 폴 들라로슈는 카메라의 출현을 목격한 후 "오늘로서 회화는 죽었다"고 말했다.

    그러나 모네는 오히려 카메라의 완벽한 사실 묘사에 흥미를 느꼈다. 그림이 굳이 거창한 교훈을 줘야 할 의무가 없다고 생각했던 모네는 교훈 없이도 충분히 매력적인 사진을 보며 자기 생각이 틀리지 않았다고 확신한다. 나아가 모네는 사진이 보여 주는 자연을 인간은 실제로 어떻게 감각하는지 고민한다. 이 고민 속에 인상주의라는 새로운 화풍의 단초가 숨어 있다.

모네라는 영웅은 어떻게 탄생했는가

모네는 천성이 자유로웠다. 어릴 적에는 학교를 도망쳐 해변에 앉아 그림을 그리곤 했다. 신발은 대충 벗어 두고 갈색 종이에 목탄으로 사각사각 그림을 그린다. 실력은 제법 괜찮았다. 인물 캐리커처가 주특기였고 바다와 구름도 곧잘 그렸다. 그가 그린 캐리커처는 동네 표구사 그라비에 상점에 전시됐는데 꽤 잘 팔렸다고 한다.

우연히 표구사에 들른 프로 화가 부댕은 아마추어 모네가 그린 캐리커처를 눈여겨보았다. 부댕은 모네에게 화가가 되라고 제안했다. 그는 모네를 꼬시기 위해 풍경화를 그리는 멋진 모습을 은근슬쩍 보여 준다.

파랗게 트인 하늘 아래 햇살을 맞으며 붓질하는 부댕의 맑은 모습은 충분히 매력적이었다. 모네는 화가가 되고 싶다고 아버지께 말했고 완고한 반대에 부딪힌다. 파리 태생의 아버지는 가업이 힘들어 노르망디 항구로 이주한 사람이다. 아들이 쪽박을 찰지도 모를 화가가 되겠다고 하니 마음에 들 리 없다. 하지만 자식 이기는 부모 없듯 모네의 고집을 꺾지 못한다. 모네는 쉬스 아카데미에서 그림을 배우기로 한다. 들뜬 마음에 화구를 싸서 파리로 떠난다.

안타깝게도 틀에 박힌 아카데미 수업은 모네와 맞지 않았다. 수업은 고전주의 미술을 중심으로 진행됐고 입시를 위한 누드화를 중요하게 다뤘다. 자유로운 풍경화에 매료되어 그림을 시작한 모네에게 꼼짝없이 화실에 앉아 붓질하기란 고문이나 마찬가지였다.

꿈꾸던 이상과 다른 현실을 마주하면 좌절하기 마련이지만 모네는 포기하지 않았다. 그는 화가를 포기하면 군대를 면제해 주겠다는 아버지의 달콤한 유혹을 거절했고, 화실에서 만난 또래 화가들을 동료로 삼는다. 이때 만난 귀스타브 쿠르베나 카미유 피사로는 훗날 든든한 지원군이 되어 준다.

모네의 자유로운 천성과 천재성, 든든한 동료, 철학을 요구하는 시대적 흐름, 물감 튜브의 발명과 카메라의 출현이 어우러져 새로운 화풍이 탄생했다. 인상파의 태동이다.

인상주의 악동들, 성공 신화를 쓰다

모네와 동료는 새로운 화풍으로 그림을 그린다. 장식 목적으로 예쁘게만 그려진 옛 그림에서 벗어나 실제 풍경과 인상을 자신만의 철학으로 과감하게 표현했다. 선배들이 곱게 볼 리 없다. 늙은 화가는 모네 일당의 그림을 두고 완성되지 못한 유치한 작품이라며 무시했다.

모네는 개의치 않았다. 하지만 현실의 벽은 높았다. 일단 살롱전에 입선하기 어려웠다. 19세기 당시에는 화가라고 당당히 말하려면 나라에서 주최하는 살롱전에 입선해야 했다. 심사는 원로 화가들의 몫이었다. 이들에게 미움을 받던 모네 일당은 번번이 살롱전에 떨어질 수밖에 없었다.

신념을 버리고 기성 화가를 따라가느냐, 포기하지 않고 끝까지 밀어붙이느냐. 선택의 기로에 선 모네 일당은 당돌하게 도전하기로 한다. 살롱전을 포기하고 1874년 카메라 스튜디오 2층을 빌려 전시회를 연다. 국가가 주최하는 살롱전 외에 화가들의 전시는 전무하던 때라 꽤 많은 평론가와 관객이 전시회를 방문했다.

평가는 박했다. 어떤 기자는 이런 평을 남긴다. "오페라 하우스 화재에 버금가는 참사가 또 발생했다. 멍청이들이 캔버스에 대충 물감을 발라 놓고 그림이라 우기며 입장료를 받는다."

게다가 모네 일당은 살롱전에 떨어진 화가들이었다. 입선도 못한 화가라는 타이틀 덕에 사람들은 마음 편히 이들을 비웃고 모욕했다. "과연 살롱전에 떨어질 만한 수준이다. 거지 같은 그림에 시간을 낭비했다."

모네 일당은 평론가의 독한 평가를 즐겼다. 오히려 악평에서 말을 따와 스스로 인상파라고 불렀다. 물론 사상을 지키기는 쉽지 않았다. 싸늘한 대중의 시선은 둘째로 치더라도 그림이 팔리지 않으니 돈을 벌기 어려웠다. 빚쟁이가 된 모네는 채권자를 피해 숨어 다녔고 집주인에게 그림을 저당잡히기도 한다. 모네는 채권자들이 자신의 작품을 돈 대신 가져가 싼값에 팔아 버릴까 봐 걱정한다. 싸구려 취급을 받느니 없애 버리는 편이 낫다고 생각한다. 그는 힘들게 그린 작품을 몇 차례나 불살라 버린다.

버티기는 성공한다. 신념을 굽히지 않은 모네 일당은 꾸준히 인상주의 그림을 그렸고 평론가와 대중의 평가도 호의적으로 돌아서기 시작한다. 인상파 화가를 눈여겨본 그림 상인 뒤랑 뤼엘Paul Durand-Ru-el은 미국에 인상주의를 본격적으로 소개했고 그야말로 대박을 쳤다.

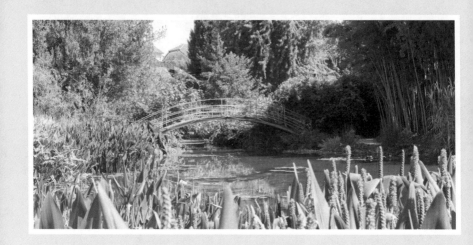

모네가 가꾼 지베르니 정원은 지금까지 보존되어 있다.

　　강대국으로 부상한 미국은 새로운 예술에 목말랐고 전통을 고수하던 유럽에 비해 열린 마음을 갖고 있었다. 미국 관객이 보기에 인상주의는 충분히 아름다웠고 평론가를 사로잡기에 넉넉했다. 인상파는 미국에서 상한가를 이어 갔고 유럽에 역수입되기 시작했다.

　　인상파 그림은 없어서 못 팔 정도로 인기를 얻게 된다. 모네의 그림은 스케치 도중에 경매가 붙기도 했다. 덕분에 모네 일당은 고생한 젊은 날을 보상받으며 편안하게 그림을 그렸다. 지긋한 나이가 된 모네는 파리 근교 지베르니 지방에 저택을 올린다. 햇살이 부서지는 아름다운 호수도 팠다. 그곳에 일본풍 다리를 세우고 수련을 그리며 말년을 보낸다.

오직 모네를 위한 미술관을 약속하다

고요한 말년을 보내던 모네를 강렬하게 자극한 사건이 발생한다. 〈생각하는 사람〉으로 익히 알려진 조각가 오귀스트 로댕이 1911년 자신의 모든 작품을 국가에 기증하겠다고 선언한 것이다.

나의 모든 작품을 국가에 기증한다. 여기에는 석고상, 대리석상, 청동상, 데생, 그리고 예술가와 장인의 교육을 위해 심혈을 기울여 수집한 모든 골동품이 포함된다.

모네와 로댕은 여러모로 닮았다. 로댕은 자신만의 철학으로 조각을 했다. 젊은 시절에는 인정받지 못했으나 말년에 극찬을 받는다. 현대에 이르기까지 '근대의 가장 위대한 조각가'로 칭송받는다. 모네 역시 젊은 시절에는 뜻을 굽히지 않아 고생했으나 결국 성공했고, 모더니즘을 열었다며 추앙받았다. 심지어 둘은 나이도 같고 고향도 같았다.

모네와 로댕은 서로의 철학에 공감했고 서로의 작품에 감탄했다. 모네는 로댕의 〈발자크 상〉이 욕을 먹자 이렇게 위로한다. "멍청이들은 지칠 때까지 떠들라고 하십시오. 당신은 이미 위대하니까요." 둘은 종종 연락했고 1900년에는 공동 전시회를 열기도 했다.

때문에 모네는 자신이 소유한 모든 작품을 기증하겠다는 로댕의 선언에 가만히 있을 수 없었다. 따라 하고 싶었다. 곧바로 프랑스

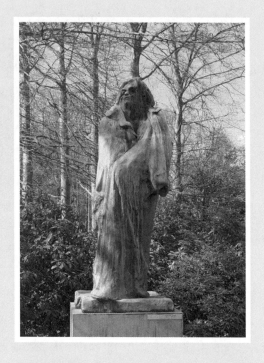

《고리오 영감》《골짜기의 백합》총서 《인간 희극》 등을 남긴
오노레 드 발자크는 프랑스인들이 가장 사랑하는 작가 중
한 명이다. 로댕은 발자크 추모위원회의 의뢰를 받아 이 작
품을 제작했는데 기괴한 묘사 때문에 당시 많은 사람이 거
부감을 드러냈다.

총리이자 오랜 친구인 조르주 클레망소에게 편지한다. "친애하는 클
레망소, 나는 프랑스 승전의 날을 기념하고자 합니다. 내 작품을 국
가에 기증하기 바라며 장식 미술관에 안치되길 소원합니다."

클레망소는 무척 기뻤다. 당시 프랑스는 제1차 세계 대전 때문에 지쳐 있었다. 자녀는 팔을 잃고 나라는 가난하고 신문은 전쟁 소식뿐이었다. 피로한 국민들은 상큼한 뉴스를 원했다. 마침 대스타 모네가 국가에 작품을 기증한다니 얼마나 고무적인가! 클레망소는 바쁜 와중에도 곧장 모네가 머물고 있는 지베르니 정원으로 떠난다.

젊은 시절 파리 화실에서 만나 꿈을 나눴던 두 청년은 칠십이 넘은 노년에 각기 다른 분야를 대표하는 거장이 되어 대화를 나눴다. "자네의 결정에 프랑스가 행복하다네." 클레망소는 존경을 섞어 말을 건넸고 모네는 담배를 문 채 천천히 고개를 끄덕였다.

클레망소는 '오직 모네를 위한 미술관'을 정부 차원에서 설립하기로 약속한다. 약속은 몇 차례 위기를 겪는다. 대통령 당선이 확실시됐던 클레망소가 1920년 선거에서 낙선하며 미술관 건립이 불투명해진다. 소식을 들은 미국과 일본은 모네에게 '우리가 미술관을 건립해 줄 터이니 우리에게 그림을 기부하라'고 제안한다. 클레망소는 당황하며 어떻게든 미술관을 만들겠으니 조금만 기다려 달라고 부탁한다.

모네는 기다렸고 1920년 12월, 그를 위한 미술관 설계 도면이 나왔다. 다음 문제는 프랑스 정부였다. 정부는 전쟁 복구 작업 때문에 돈도 없는데 모네 한 명을 위해 50만 프랑이나 소모할 수 없다며 계획을 거절한다. 오랫동안 기다린 모네는 황당했지만 항의하지 못했다. 낙선 후 해외로 파견을 갔던 클레망소는 1921년 프랑스로 복귀했고, 정부의 반대 때문에 미술관 건립이 무산됐다는 소식을 접하게 된다.

클레망소는 정부를 다시 설득하겠으니 프랑스 오랑주리에 미술

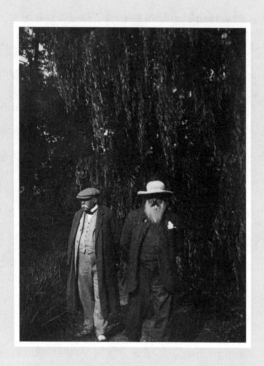

모네(오른쪽)와 조르주 클레망소(왼쪽)의 모습. 모네의 오랜 친구이자 든든한 후원자였던 클레망소는 제1차 세계 대전 이후 베르사유 조약을 기초하기도 했다.

관을 건축하면 어떻겠느냐고 제안했고 모네는 이를 승낙한다. 모네는 미술관 설계에 꼼꼼히 관여한다. 미술관은 호수를 연상시키는 타원형으로 지어야 하며 오로지 자신의 그림만 전시해야 한다고 강조했다. 클레망소는 모네의 의견을 존중했고 미술관 건축이 시작되어 1923년에 완공된다. 이제 작품을 걸기만 하면 됐다. 그런데 또 다른 문제가 생겼다. 바로 모네의 눈이다.

"도저히 그림을 그릴 수가 없네. 형태는 간신히 알아볼 수 있지만 색은 완전히 엉망이야. 특히 흰색과 노란색, 초록색과 파란색을 구분할 수가 없어." 정작 모네는 색을 구분하지 못해 미술관에 걸 작품을 완성하지 못하고 있었다.

그를 위해 오랫동안 봉사한 클레망소는 어처구니가 없어 씩씩대며 모네를 찾아갔다. 당장 따지고 들 기세였던 그는 지나치게 위축된 모네를 보곤 차마 화를 내지 못했다. 색을 구분하기 힘들다는 사실은 '빛의 화가'라고 불린 모네에게 사형 선고나 마찬가지였다. 모네의 눈에 무슨 일이 생긴 걸까?

SCENE 6

모네에게서 색과 빛을 앗아간 백내장

모네는 백내장에 걸렸다.[5] 백내장은 눈의 수정체가 혼탁해지는 질병이다. 안경에 김이 서려 앞이 잘 보이지 않는 증상과 비슷하다. 물론 수정체를 꺼내서 헝겊으로 박박 닦을 수는 없으니 답답함은 훨씬 심하다. 백내장은 저절로 좋아지는 경우가 드물다. 증상이 발생하면 지속적으로 나빠진다.[6]

모네가 처음 백내장 증상을 느낀 건 1908년이다. 모네는 빛과 자연을 사랑했고 여행을 즐겼다. 아내와 함께 베네치아로 여행을 떠난 그는 무언가 잘못됐다고 느낀다. 지중해의 밝은 햇살 아래에서도

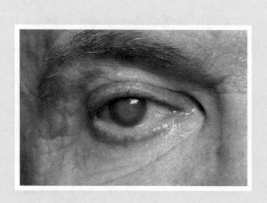

백내장은 흔한 안구 질환으로 노화와 관련이 깊다. 60대 이상 인구의 많은 수가 백내장 증상을 경험한다.

물체를 또렷하게 구분하기 힘들었고 색깔을 파악하기 어려웠다.

증상은 심해졌다. "붉은색 물감은 진흙투성이로 범벅이 된 흙탕물처럼 보이고, 분홍색은 정제가 되지 않은 더러운 색으로 보인다네. 초록색과 연두색은 전처럼 촘촘하게 구분되지 않고 내 그림은 어두워져만 가고 있어." 이후 오른쪽 눈은 아무것도 볼 수 없는 지경에 이른다.

모네는 이런 악조건 속에서도 꾸준히 그림을 그렸고 백내장을 극복하기 위해 노력한다. 안과 의사에게 동공을 확대시키는 약을 받아 눈에 넣기도 했고, 색을 혼동하지 않기 위해 팔레트 위에 빨강부터 파랑까지 순서를 정해서 물감을 짜 놓고 작업을 했다.[7]

둘 다 딱히 효과는 없었다. 동공을 키운다고 백내장이 나아지는

것도 아니고 팔레트에 순서대로 물감을 짰다고 해도 캔버스로 옮겨
간 색깔까지 기억할 수는 없는 법이다. 그림은 어두워져 갔고 모네를
추앙하던 평론가조차 악평을 남긴다. "화려한 색감의 교향곡은 결국
파란색과 노란색의 단조로운 독주로 종결되었다."[8]

모네는 빛과 색을 탐구했고 빛의 화가라고 불렸다. 하필 그에게
백내장이 생겼다며 통탄할지 모른다. 하지만 모네는 백내장에 걸릴
가능성이 상당히 높은 사람이었다. 후천성 백내장의 가장 큰 원인은
노화다. 나이를 먹을수록 백내장에 걸릴 확률이 높다. 이외에도 흡
연, 야외 활동, 자외선은 백내장을 유발할 확률을 높인다.[9]

나이도 지긋한 데다 평생 담배를 피웠고 빛을 탐구하기 위해 많
은 시간 동안 야외 작업을 한 모네는 백내장에 걸리기 딱 좋다. 당시
에도 자외선을 차단할 선글라스는 있었지만 자연 그대로를 캔버스
에 담으려던 모네가 선글라스를 끼고 작업했을 리 만무하다.

백내장 증상은 악화되기만 했다. 모네는 지독한 절망을 느끼며
자신감을 잃었고 1922년 즈음에는 도저히 그림을 그리기 힘들다고
선언한다. 다음 해에는 국가에 기증하기로 약속한 작품을 완성하기
어렵다며 클레망소에게 편지했다.

모네가 느꼈을 절망은 어느 정도였을까? 백내장에 걸린 그는 어
떤 시각으로 세상을 감각했을까? 우리는 모네의 눈을 간접적으로 체
험해 볼 수 있다. 192쪽 다음에 수록한 화보에 2개의 색상 스펙트럼
이 있다. 빨강, 초록, 파랑, 분홍부터 검은색까지 다양하게 펼쳐져 있
다. 우리는 색상 스펙트럼을 선명하게 구분할 수 있다. 색이 뭉뚱그
려져 보이거나 지저분하게 느껴지지 않는다. 하지만 백내장 환자들

은 이 색상 스펙트럼을 다르게 느낀다. 붉은색은 흙탕물처럼 탁하고 흰색과 노란색은 못생긴 감자처럼 느껴진다. 초록색과 하늘색은 구분이 안 되고 파란색은 검게 감각된다.

SCENE 7

색감과 붓질이 뭉뚝해지다

백내장은 모네의 화풍을 바꿔 버린다. 여기 간단한 퀴즈가 있다. 192쪽 다음에 수록된 모네의 작품 1~3번의 완성된 순서를 맞춰 보자.

　답은 1, 2, 3번 순이며 각각 1899년, 1907년, 1922년 작품이다. 마지막 작품은 앞의 두 그림과 확연히 다르다. 무엇을 그린 그림인지도 모르겠다. 놀랍게도 마지막 작품은 지베르니 정원의 다리를 그린 것이다. 1899년 작품에 등장한 다리와 같은 것이다.

　백내장이 심해진 후 모네의 화풍은 완전히 변했다. 화풍이 이만큼 극적으로 변하기는 어렵다. 도마에 요리사의 칼자국이 남듯 캔버스에는 화가의 흔적이 남는다. 흔적은 때론 칼처럼 명확해서 전문가들은 붓이 지나온 방향과 물감의 두께만으로 진품과 가품을 구분하기도 한다.

　2011년 미술계가 발칵 뒤집힌 사건이 있었다. 여태껏 가짜로 알려진 〈살바토르 문디〉가 레오나르도 다빈치의 진품으로 판정된 것이다. 실마리는 다빈치의 습관에 있었다. 다빈치는 유독 호두나무 패널을 선호했다. 작품의 상당수가 호두나무 위에 물감을 여러 번 덧바

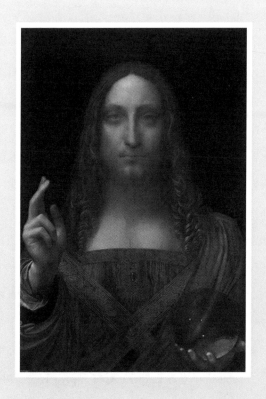

1506~1513년 사이에 제작되었다고 추정되는 〈살바토르 문디〉는 진품임이 밝혀지기 전까지 다빈치의 제자인 안토니오 볼트라피오가 그린 것으로 알려졌었다.

르는 방식으로 제작되었다. 〈살바토르 문디〉도 호두나무로 제작됐다. 또한 작품에는 다빈치 특유의 화풍이 남아 있었다. 색과 색 사이를 모호하게 표현하는 스푸마토 기법, 모나리자의 미소, 신비한 눈빛, 다빈치 특유의 탐스러운 곱슬머리 표현이 눈에 띈다.[10] 습관과 화풍 덕분에 〈살바토르 문디〉는 진품임이 밝혀졌고 우리는 잊혀질 뻔한 다빈치의 작품을 감상할 수 있게 됐다.

모네의 말년 작품은 예외다. 그가 백내장에 걸린 후 그린 작품들은 이전의 색감과 두께를 완전히 무시한다. 모네가 그렸다고 확실하게 기록되지 않았더라면 그의 작품이라 믿기 힘들 정도다. 모네의 그림은 추상화처럼 변해 버렸다.

빛을 잃은 모네는 '하루하루가 고문을 받는 것처럼 느껴지니 숨 쉬기조차 힘들다'며 괴로워했다. 안과 의사들은 모네에게 수술을 권했다. 이는 적절한 조언이다. 현대에 이르기까지 백내장은 수술 이외에 마땅한 치료 방법이 없다. 투명성을 잃은 수정체를 제거하고 이를 대체할 렌즈를 넣거나 안경을 착용해야 질병에서 벗어날 수 있다.

모네도 알고 있었다. 하지만 수술 후유증으로 그나마 가지고 있던 시력조차 잃을까 봐 두려웠다. 그는 음악의 어머니라 불린 헨델이 백내장 수술을 받았으나 결과가 나빴다는 사실을 알았다. 백내장 수술을 받은 동료 화가의 결과도 만족스럽지 못했다고 들었다.

백내장 수술은 실패할 수 있다. 하지만 헨델은 1700년대 사람이다. 모네가 수술을 고민했던 1923년 즈음의 의학은 많이 발전했다. 정밀한 시력 측정이 가능했고 눈의 해부학적 이해도도 상당히 높았다. 의사들은 어서 수술을 받으라며 모네를 닦달했고 궁지에 몰린 모네는 결국 백내장 수술을 받기로 한다.

불행하게도 모네는 수술 후 몇 달간 원근감이 맞지 않는다며 불편을 호소했다. 무엇이 문제였을까? 백내장 수술은 간단하다. 수정체를 제거하고 제거된 수정체를 대신할 인공 렌즈를 넣는다. 눈에 직접 인공 렌즈를 삽입한다는 아이디어는 1950년대에 해럴드 리들리 Nicholas Harold Lloyd Ridley가 최초로 제안했고,[11] 모네 시기에는 안경으로 삽입 렌즈를 대신했다. 모네 역시 수술 후 안경을 꼈다. 안경에 문제가 있으면 원근감이 맞지 않을 수 있다.

모네가 썼던 안경을 분석해 본다. 그의 안경은 파리의 마르모탕 모네 박물관에 보관되어 있다. 1985년 프랑스 연구 팀은 모네의 안경을 분석했고 대략 21디옵터를 가졌다고 결론을 내린다. 백내장 수술 후 삽입하는 인공 렌즈는 약 20~25디옵터다. 모네가 썼던 안경은 교정률상 이상은 없다.

문제는 후낭 혼탁이었다. 후낭은 수정체를 감싸는 공간으로 이 부위가 탁해지면 수정체를 제거하더라도 색감과 시력에 문제가 남는다. 모네는 후낭 혼탁을 제거하는 수술을 받고 안경을 교체하자 시력이 회복된다. 자신감을 회복한 모네는 1926년 사망하기 전까지 열정적으로 그림을 그린다.

SCENE 8

백내장을 앓아도 그림을 포기하지 않았다

몇몇 사람에게는 모네 화풍의 변화가 백내장 때문이라는 주장이 생선 가시처럼 껄끄러울 수 있다. 혹은 화를 낼지도 모른다. "고작 백내장 때문에 위대한 모네의 화풍이 변했다고? 내가 사랑하는 모네가 그럴 리 없어. 모네는 스스로 추상주의에 도달한 천재라고!"

물론 그럴 수도 있다. 인상파를 출현시킨 모네가 말년에 추상파마저 탄생시켰을지 모른다. 몇몇 추상파 화가들은 모네의 작품에서 영감을 얻었다고도 했다. 그러므로 모네 화풍의 변화가 백내장 때문이라고 결론을 내리면, 모네의 영향을 받은 추상파 화가까지 싸잡아 욕보였다고 느낄 수도 있다.

흥분을 가라앉히자. 젊은 시절 모네는 기존 화풍과 다르다는 이유로 모욕받고 손가락질을 당했다. 하지만 그는 견뎌 냈다. 새로운 생각과 위험한 질문을 계속했고 끊임없이 그림을 그렸다. 그 덕에 회화는 새로운 시대를 맞는다.

모네는 도발적인 질문으로 미술사를 바꿨다. 만약 그가 살아 있다면 우리의 발칙한 생각에 언짢아하거나 화를 내지 않을 것이다. 다시 질문해 본다. 추상화처럼 변한 모네의 화풍은 정말로 백내장 때문일까?

화풍의 변화를 질병과 연관해 해설하려면 철저한 자료 조사와 미술학적 이해가 필요하다. 이를 어기면 적절한 결론을 낼 수 없다. 실제로 미술사에 대한 무지와 잘못된 의학적 해석 때문에 엉뚱한 결론을 내린 예가 있다. 스페인 화가 엘 그레코가 난시라는 주장이다.[12]

엘 그레코는 인물을 길쭉하게 그렸다. 삽처럼 뾰족한 얼굴, 부러질 듯 가느다란 목, 아동복조차 흘러내릴 것 같은 좁은 어깨가 눈에 띈다. 난시가 있어서 그렇게 그렸을까? 아니다. 인체의 비율에 대한 깊은 탐구는 르네상스 시대부터 있었고, 이윽고 인물이 가진 비율적 특징을 왜곡해 드러내는 매너리즘Mannerism 양식까지 출현한다. 엘 그레코는 이를 적극 활용했다. 그의 그림이 괴이하다고 평하는 것은 시

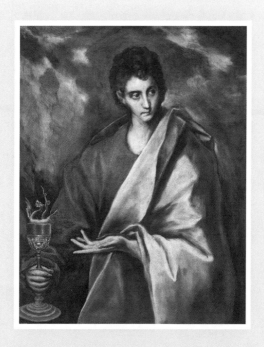

서양 미술사에서 가장 개성 넘치는 작가 중 한 명으로 꼽히는 엘 그레코는 의도적으로 인물을 왜곡하고 강렬한 색채를 대비시켜 극적인 효과와 초월적 분위기를 극대화했다.

대적 흐름을 파악하지 못한 결론이다.

엘 그레코에게 난시가 있다는 해석은 의학적으로도 틀렸다. 난시에는 여러 종류가 있다. 어떤 난시는 늘어난 젤리처럼 위아래는 길쭉하게, 좌우는 뭉뚝하게 물체를 왜곡되게 보이도록 한다. 엘 그레코가 난시 때문에 대상을 길쭉하게 그린 것이라면 좌우로 뻗은 대상은 뭉뚝하고 좁게 표현되어야 한다. 그의 그림을 살펴보자. 왼쪽을 가리키는 손가락 역시 가느다랗게 묘사되어 있다. 엘 그레코가 난시 때문에 이런 화풍을 얻게 된 것이라면 손가락은 짧고 뚱뚱하게 그려져야 한다.

엘 그레코가 인물을 왜곡되게 그린 이유는 난시 때문이 아니다. 인물의 파괴된 비율은 시대의 유행 때문이다. 얇은 손가락은 왜곡된 그림의 원인이 난시라는 주장을 파기한다. 즉, 엘 그레코가 난시라는 진단은 시대적 흐름을 파악하지 못한 해석이자 의학적 고증에도 실패한 결론이다. 모네를 분석할 때도 이와 같다. 백내장이 그의 화풍에 영향을 주었을지에 대한 의문은 미술사의 이해, 동료의 증언, 의료 기록 분석을 통해서만 정당성을 인정받을 수 있다.

모네는 친구가 많았다. 미술을 알려 준 부댕, 아카데미에서 만난 동료, 존경하는 벗 로댕과 클레망소 등 나이와 분야를 가리지 않고 활발히 소통했다. 모네는 이들과 많은 편지를 주고받았지만 자신의 미술 철학이 추상주의로 넘어간다고 얘기하지 않았다.

미술사학자들의 견해도 이와 같다. 과거에는 모네가 추상화를 개척했다고 해석하기도 했지만 최근에는 모네가 추상파를 시도했다고 보긴 어렵다는 의견으로 모인다. 시기도 절묘하다. 모네가 추상주의를 시도했다면 굳이 백내장 악화가 시작된 시기와 맞물릴 이유도 없다.

또 하나 주목할 사건이 있다. 수술 후 정상적으로 색을 구분할 수 있게 된 모네는 백내장을 심하게 앓던 시절의 그림을 박살 내기 시작한다. 캔버스를 찢고 불태웠다. 애써 그린 작품들이 파괴되어 간다. 우리가 백내장을 앓던 시기의 모네의 작품을 감상할 수 있는 이유는 그의 며느리와 친구들이 모네의 그림을 여기저기 숨겨서 보관한 덕분이다.

모네는 1908년부터 백내장 증상을 호소했다. 증세는 심해졌고 1922년에는 망가져 가는 눈 때문에 친구와의 약속을 지키지 못해 자괴감에 빠졌고 괴로워했다. 1923년, 백내장에 걸린 오른쪽 눈은 빛의 유무만 구분할 수 있는 수준까지 악화됐고 결국 수술을 받는다. 색감을 회복한 모네는 백내장 시절에 그린 그림들을 없애려 했다.

마지막 퀴즈다. 다시 192쪽 다음에 수록한 화보를 보자. 그림 '수련 연작'은 언제 그려진 작품일까? 시간에 따라 변화하는 아름다운 호수, 흰색과 노란색으로 풀이한 수련, 적절한 중간톤 파란빛이 눈에 띈다. 1922년 작품과는 확연히 다르다. 백내장을 앓기 전 작품일까?

이 작품은 1926년, 모네가 사망하기 직전에 완성됐다. 수술 후 색감을 회복한 모네는 백내장이 심했던 시기 이전의 화풍으로 돌아간다. 그렇게 모네는 마지막 시련을 이겨 냈고 단조로운 색채의 노래는 다시 풍성한 교향곡으로 변했다.

해석의 다양성은 마땅히 존중되어야 한다. 모네의 그림이 추상화에 도달했다는 의견 또한 가치가 있다. 이번 분석은 모네의 백내장이 그의 후기 화풍에 영향을 미쳤다는 주장에 조금 더 힘을 실을 뿐이다.

우리가 주목해야 할 대목은 모네가 백내장을 앓았음에도 불구하고 계속해서 그림을 그렸다는 사실이다. 덕분에 우리는 모네의 고통에 동감하고 그의 질병을 분석할 수 있었다. 모네가 백내장으로 고통받던 시기에 그림을 포기했다면 우리는 그의 삶 일부를 영영 알지 못했을 것이다.

SCENE 9

교향곡으로 바뀐 모네의 정원

"아니, 꽃을 심을 때 조심하라고 몇 번이나 말하지 않았소!" 온화한 성격의 모네도 정원 손질에는 꽤 까탈스러웠다. 정원사 여럿을 고용했고 꽃 위치와 버드나무 가지 모양까지 섬세하게 다듬도록 지시했다.[13]

모네는 꽃 색감에 집착했다. 날씨 좋은 날이면 꽃 앞에 앉아 물감을 섞으며 색을 연구한다. 방식은 제법 과학적이다. 모네는 진화를 다룬 다윈의《종의 기원》에서 영감을 받아 여러 꽃을 섞어 잡종을 만들고 독특한 색깔이 나오길 기대했다.

이런 소소한 취미도 백내장이 심해지자 그만둘 수밖에 없었다. 다행히 백내장 수술은 성공했다. 수술받은 1923년부터 사망한 1926년까지, 3년이란 짧은 시간이나마 다시 총천연색 자연을 마주할 수 있었다. 모네의 장례식은 지베르니의 작은 성당에서 치러졌다. 망자의 뜻에 따라 가족과 친구 50명만 참석한다. 모네가 잠든 관에 검은 천이 씌워질 즈음 클레망소가 외쳤다. "모네의 색채에 검정은 단 한 번도 없었다네."

클레망소는 담묵빛 천을 치우며 화려한 꽃무늬 담요로 친구의

본문 59쪽

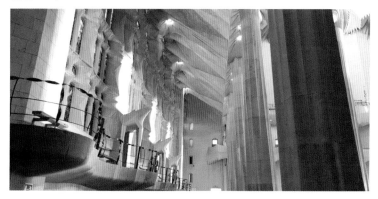

사그라다 파밀리아 성당은 가우디 최고의 걸작으로 '빛의 성당'이라 불린
다. 성당 창문은 다채로운 색의 유리로 꾸며졌다. 빛은 유리에 여과되고
다양한 색으로 성당의 어둠을 밀어낸다. 지구의 자전에 따라 성당 안은
파란색으로 채워지기도 하고 붉게 물들기도 한다.

본문 183쪽

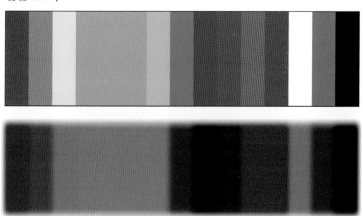

백내장은 사물이 뭉개져 보이게 만들고, 수정체의 핵 경화Nuclear Sclerosis가
진행함에 따라 색감까지 바뀌게 한다. 일반적인 사람이라면 색상 스펙트
럼을 상단처럼 문제없이 인식하지만, 백내장 환자의 경우 하단처럼 인식
한다.

(출처: Marmor, M. F. "Vision, eye disease, and art: 2015 Keeler Lecture." Eye 30.2 (2016): 287-303.)

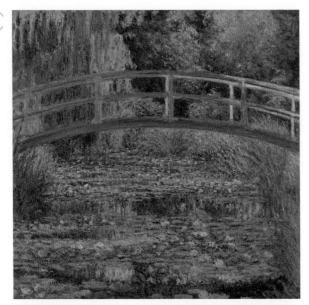

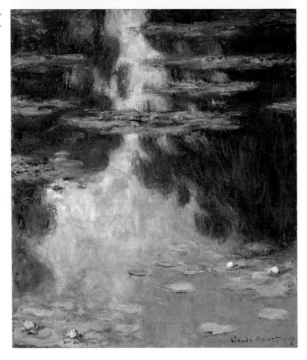

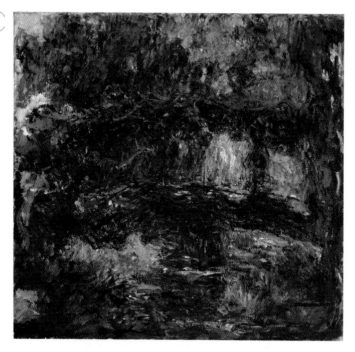

③

백내장은 모네의 화풍을 바꿔 버린다.
다음은 모네가 그린 작품들인데 완성된 순서를 맞춰 보자.
정답은 본문 184쪽에 있다.

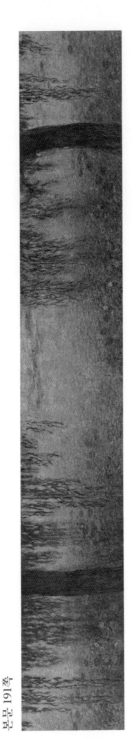

오랑주리 미술관에 있는 수련 연작 중 버드나무 세부 묘사.

모네는 이 연작을 1899년부터 그리기 시작해 사망하기 직전인 1926년에 완성했다.

모네는 백내장 수술을 받고 이전의 화풍으로 돌아간다.

관을 감쌌다. 덕분에 모네는 자신이 사랑한 꽃의 씨앗처럼 싱그러운 상태로 땅속에 묻혀 자연으로 돌아갔다.

다채로운 색을 관찰하던 시기부터 그렇지 못한 순간까지, 모네는 자연을 그렸다. 빛의 화가가 빛을 볼 수 없다니. 아름답던 세상이 뿌옇게 어두워질 때 그는 화가로서의 정체성이 말라 간다고 느꼈을 것이다. 모네가 다시 빛의 세계를 마주할 때의 환희를 상상해 본다. 아름다운 자연에 찬사를, 포기하지 않은 모네에게 경의를 보낸다.

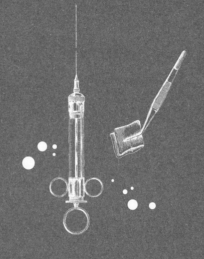

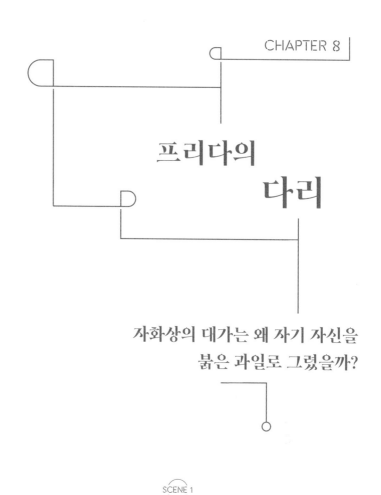

CHAPTER 8

프리다의 다리

자화상의 대가는 왜 자기 자신을 붉은 과일로 그렸을까?

SCENE 1

멕시코 혁명과 함께 태어난 메마른 다리

아즈텍 신화에 등장하는 우이칠로포치틀리는 다리를 절었다. 신은 유약한 다리를 벌새 깃털로 가린 채 태어나 형제들을 학살했다. 삶을 전쟁으로 시작한 우이칠로포치틀리는 전투를 위한 희생을 강요했다. 신의 강인함에 매료된 인간들은 그를 전쟁의 신으로 추앙했다.[1]

아즈텍 문화를 사랑한 프리다 칼로(1907~1954)는 다리를 절었다. 그녀는 멕시코 혁명이 시작된 1910년이 자신이 진정으로 태어난 해라고 말했다. 삶을 혁명으로 시작한 프리다는 고통을 강요당한 삶을 그렸다. 그녀의 작품에 매료된 사람들은 그녀를 초현실주의 거장이라 칭송했다.

정작 프리다는 '지극히 현실적인 나의 고통을 그렸을 뿐'이라며 자신은 초현실주의자가 아니라고 말했다. 그녀의 그림에는 유년기부터 기능을 잃은 다리, 청소년기에 겪은 끔찍한 교통사고, 성년기에 겪은 수차례의 유산과 허리 통증이 반복적으로 나타난다.[2]

프리다는 한번 보면 잊기 어려울 정도로 강렬한 자화상을 많이 남겼다. 죽기 전에는 과일을 그렸고 붉은 과육에 종종 글씨도 새겨 넣는다. 그녀가 자화상과 과일을 그린 까닭은 뭘까? 프리다의 작품은 그녀의 삶과 연관되고 과육에 새긴 글귀는 외과 의사의 수술 과정과 흡사하다. 그녀의 삶을 따라가 보자.

프리다 칼로는 멕시코시티 근교 마을에서 셋째 딸로 태어난다. 아버지는 독일계 사진작가였고 유모는 멕시코 인디오 출신이었다. 프리다는 아버지로부터 예술 감각을 물려받고, 유모로부터는 멕시코 문화를 빨아들이며 따뜻하게 성장한다.

영특한 프리다는 동네 대장 노릇을 했다. 멕시코의 마초 문화도 프리다를 제지하지 못했다. 그녀는 재치 있는 입담과 찰진 욕으로 또래를 제압했고 힘센 아이가 덤벼 오면 일곱 살 터울 언니인 마틸데를 불러와 눌러 버렸다.

거칠 것 없던 프리다에게 시련은 일찍 찾아온다. "저 다리 좀 봐!

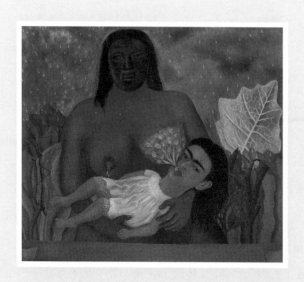

〈나의 유모와 나〉(1937). 이 그림의 첫 버전에서 프리다의 머리카락은 짧게 표현되었지만, 나중에 긴 머리카락으로 고쳐 그렸다.

바싹 마른 나무토막 같아!" "프리다는 장애인이래요!"

6세가 된 프리다는 심한 열과 구토 증상을 보이더니 드러눕는다. 한참을 앓다가 간신히 회복했지만 오른쪽 다리는 심하게 망가지고 만다. 종아리의 근육이 완전히 빠져서 앙상한 정강이뼈가 드러났고 발목 밑으로는 감각도 거의 없었다. 가죽만 남은 다리는 마른 장작처럼 변했다. 아이들은 그녀를 놀려 댔다.

프리다의 신경을 파괴한 폴리오 바이러스

프리다의 다리를 망가뜨린 원흉은 폴리오 바이러스다. 폴리오 바이러스는 어린아이에게 치명적인 마비를 남기는 경우가 많아 소아마비 바이러스라고도 불린다. 바이러스에 감염된 몇몇 아이는 평생 다리를 절게 되거나 심할 경우 호흡근까지 마비되어 사망에 이르기도 했다.[3]

폴리오 바이러스는 고대부터 오랜 시간 인류를 괴롭혀 왔다. 이집트 석판화에는 폴리오 바이러스에 감염되어 다리가 얇아진 사람이 등장한다. 폴리오 바이러스가 특히 공포스러운 이유는 강력한 후유증을 동반하는 것 외에 보통의 물이나 음식에 번식한다는 점이다.[4]

'미친개에 물린다'거나 '민물 해산물을 생으로 먹어서' 따위의 특수한 상황에서만 폴리오 바이러스에 감염된다면 조심할 수 있다. 미친개를 피하고 민물 해산물을 익혀 먹으면 병에 걸리지 않으니까. 하지만 보통의 식수나 음식에서 증식하는 폴리오 바이러스는 피할 길이 없다. 심지어 도시 식수에 바이러스가 증식하면 대규모 유행으로 번질 가능성까지 있다. 실제로 폴리오 바이러스 집단 감염이 일어난 1916년, 미국에서만 2만 7000명이 넘는 아이가 폴리오에 걸렸고 6000명에 달하는 소아가 사망했다. 1952년에는 5만 7000명이 넘는 대규모 유행도 있었다.[5]

1955년 인류는 폴리오 바이러스에서 벗어날 길을 찾았다. 내과 의사 조너스 에드워드 소크Jonas Edward Salk는 폴리오 바이러스 백신을 만들었고 "이 백신에는 특허가 없다. 태양에도 특허를 낼 건가?"라는

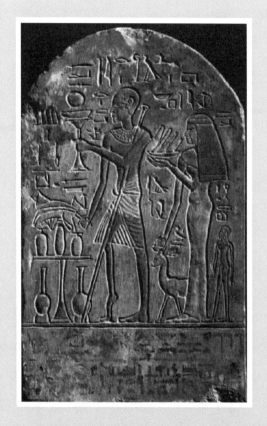

이집트 18왕조(기원전 1403년~기원전 1365년) 시대의 석판화.
작품 속 젊은이는 매우 건강해 보이지만 한쪽 다리만 가늘
고 지팡이를 짚고 있다.

유명한 말을 남기며 백신을 무료로 배포한다. 효과는 확실했다. 백신
접종 후 폴리오 바이러스 유행은 급격히 줄어든다. 한국을 포함한 대
부분의 국가는 현재 폴리오 바이러스 박멸을 선언한 상태다(이때는 백

신 거부 운동이 없어서 정말 다행이다).

폴리오 바이러스에 감염되어도 가벼운 열과 복통만 호소하고 회복하는 경우가 대다수다. 프리다는 다수에 끼지 못했다. 폴리오 바이러스는 프리다의 소장을 뚫고 척수를 타고 올라가 신경을 파괴했다. 결국 프리다의 다리는 망가졌고 아이들은 그녀를 조롱했다. 언니 마틸데만이 프리다를 진심으로 위로했다. 그런 언니마저 1년 뒤 가출했고 프리다는 홀로 남겨진다.

SCENE 3

당당한 그녀에게 닥친 끔찍한 교통사고

아이들은 프리다를 놀렸고 어머니는 고통을 위로해 주지 않았다. 프리다를 감싸 준 사람은 유모와 언니였다. 이들 이외에 위로해 줄 사람이 없었는데 언니마저 집을 떠났다. 영특한 프리다는 고통을 숨기는 데 능숙해지기로 결심한다. 두꺼운 양말과 화려한 치마로 빼빼 마른 다리를 감췄고 외설스러운 농담과 냉소적인 어투로 불안한 마음을 숨겼다.

어린 날의 비극 덕분에 형성된 프리다의 성격은 아이러니하게도 멕시코 특유의 블랙 코미디 정서와 적절히 배합되어 그녀를 더욱 매력적으로 보이게 만들었다. 또래는 프리다의 당당한 모습에 끌렸다. 그녀는 천방지축 인기 많은 여학생으로 통하게 된다.

프리다가 입학한 멕시코시티 국립 예비 학교는 엘리트 양성을 목적으로 설립된 최고의 명문 학교다. 프리다가 입학한 1922년부터 여학생을 받기 시작했고 2000명 학생 중 여학생은 프리다를 포함해 35명밖에 되지 않았다. 다수의 남자 사이에 끼어 기가 죽을 법도 하건만 프리다는 개의치 않는다. 폭죽 감은 개를 학교에 풀어놓거나 당나귀를 타고 복도를 돌아다니는 등 도를 넘은 장난으로 분위기를 휘어잡았다.

학생 프리다는 혁명을 꿈꿨다. 그녀는 멕시코 혁명이 시작된 1910년이 자신이 진정으로 태어난 해라고 말하고 다녔다. 뜻 맞는 친구들과 함께 권위와 차별에 저항하는 모임 '카추차스'를 만들었다. 이들은 실제로 대범한 테러를 감행하기도 했다. 권위적이라고 소문난 선생의 머리 위에 폭약을 터뜨렸고 선생은 석회 분말과 폭죽 그을음을 뒤집어썼다(정작 선생은 별일 아니라는 듯 툭툭 털고 수업을 진행했다고 한다).

거칠 것 없던 프리다를 다시 절망에 빠뜨린 건 다름 아닌 양산이었다. 그녀는 멕시코의 뜨거운 태양을 막아 주는 꽃무늬 양산을 즐겨 들었다. 1925년 9월 17일, 그날도 양산을 가지고 나갔다. 학교를 마치고 집으로 돌아가던 프리다는 양산을 잃어버렸다는 사실을 깨닫고는 황급히 버스에서 내린다. 결국 양산은 찾지 못했고 다음 버스를 탄다. 하필 성질 급한 버스 기사가 운전을 했고 모퉁이를 돌던 전차와 충돌하고 만다.

사고는 참혹했다. 버스 철제 난간은 기병의 창처럼 프리다의 좌측 복부에 꽂혀 골반을 뚫고 자궁과 질을 망가뜨리며 뿜어져 나왔다. 뼈도 성치 못했다. 어깨가 탈구되고 쇄골과 허리뼈가 부러진다. 왼쪽

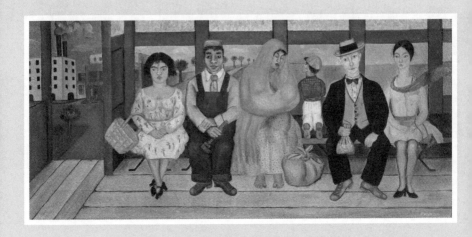

〈버스〉(1929). 이 그림은 프리다의 인생을 송두리째 바꿔 놓은 교통사고를 암시할 뿐 아니라 여러 계층의 버스 승객을 통해 멕시코 사회를 그리고 있다.

발목은 10개가 넘는 조각으로 박살 났고 원래 아팠던 우측 발도 심하게 다친다. 외상 환자 증례 발표가 있었다면 다음과 같이 표기했을 것이다.

프○○ 칼○ 18F, in car TA(프리다 칼로, 18세 여성 환자, 탑승객으로서 교통사고)

진단:

1. 관통상, 좌측 복부부터 골반저 방향, 신장, 자궁, 질 손상 동반

2. 골반 골절(골반 골절에 대하여 자세히 기술된 문서는 없다. 철제 난간이 좌측에서 우측 방향으로 뚫고 나간 점, 쇄골, 상완골, 하지의 손상이 우측에 있

는 점, 골반뼈가 최소 3조각 이상으로 부러진 점을 보아, 골반 골절은 좌측에 서부터 우측으로 밀리는 힘에 의해 발생했을 가능성이 높다. 따라서 골절의 양상은 Lateral compression type2 혹은 type3로 추정된다.)

3. 요추 골절, 3~5번(척추의 골절은 신경 손상을 동반하지 않았을 것이다. 신경 손상이 동반됐다면 척추에 대한 검사를 진행했을 텐데 척추 골절은 프리다가 퇴원하고 1년 후에 밝혀졌다.)

4. 갈비뼈 골절

5. 우측 대퇴골 경부 골절

6. 우측 쇄골 골절

7. 우측 상완골 탈구

8. 우측 족관절 및 족부의 탈구를 동반한 분쇄 골절

9. 좌측 하지 분쇄 골절

10. 소아마비로 인한 우측 하지 후천 기형 상태

프리다는 회상했다. "그때 나는 너무 어렸다. 사고가 났다는 사실을 몰랐고 통증을 느끼지도 못했다. 그저 남자 친구와 고른 오뚝이 인형을 주우려고 바닥을 더듬거렸다. 승객들은 복부에 철골이 박힌 채 피를 흘리며 기어 다니는 나를 보고 기겁했다. 그들은 나를 당구대 위에 올려놓았다. 도착한 구급 요원들이 날 싣고 병원으로 갔다. 워낙 끔찍한 사고라 신문에도 내 소식이 실렸다. 가출한 언니 마틸데는 신문을 보고 깜짝 놀라 가장 먼저 달려왔다. 유약했던 아버지는 슬픈 나머지 병이 나서 20일 뒤에야 병원을 찾았다. 어머니는 한 번도 찾아오지 않았다."[6]

거울에 비친 고통을 화폭에 담다

의료진은 그녀가 회생하기 어렵다고 전망했다. 프리다도 온몸에 깁스를 하고 소변줄을 꼽은 채 누워 꼼짝도 못하는 자신을 보며 스스로 절망한다. "사람들은 검사를 한다며 침대에 누운 나를 짐짝처럼 들어 옮겨. 그때마다 끔찍하게 아파서 눈물이 나. 그렇지만 개 짖는 소리와 여자의 눈물은 믿을 게 못 된다고들 말하지."

프리다는 개 짖는 소리를 내기보다는 그림을 그리기로 마음먹는다. 일기와 편지에 삽화를 그려 넣는 일부터 도화지 스케치까지 이런저런 그림을 그렸다. 가족들은 죽어 가는 아이의 마지막 취미 정도로 여기며 그녀를 안쓰럽게 바라봤다.

프리다는 회복했다. 가족과 의료진 모두 놀란다. 1년이 지나자 목발을 짚고 걸을 수 있을 만큼 호전된다. 의사는 허리뼈 골절을 언급하며 퇴원해도 몇 달간은 철로 만든 코르셋을 입고 침대 생활을 해야 한다고 했다. 프리다는 대충 고개를 끄덕이고 아버지와 함께 집으로 돌아간다.

요양하는 동안 프리다는 본격적으로 그림을 그린다. 아버지는 그녀가 침대에 누워서도 그림을 그릴 수 있도록 특수한 이젤을 제작해 주었고 물감을 지원했다.

침대에 누워 그릴 만한 풍경은 별로 없었다. 아버지는 그녀의 침대 곁에 거울을 매달아 주었다. 덕분에 침대 속 프리다는 거울 속 프리다를 그렸다. 그림에는 사고를 당한 외면과 함께 고통받은 내면이

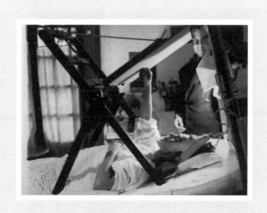
침대에 누워 그림을 그리고 있는 프리다의 모습.

표현됐다. 이때의 습관인지 훗날 그녀의 그림에는 상처 입은 자화상
이 많다.

SCENE 5

치사율 300퍼센트 수술을 예방한 마취의 발전

프리다는 기적적으로 회생했다. 그러나 지금의 관점에서 볼 때 당시
의료 조치는 적절하지 못한 부분이 많다. 의료진은 프리다가 '사고가
난 버스에서 앉아 있을 수 있었다'는 이유로 척추가 부러졌으리라 생
각하지 못했다고 한다. 그래서 허리뼈 골절은 사고 후 1년이 지나서

야 밝혀졌고 수술도 늦게 이뤄졌다.[7]

이를 무턱대고 비난하기도 어렵다. 프리다가 다친 1925년은 아직 외과 수술이나 마취가 자리를 잡지 못한 시기였다. 그 흔한 엑스레이도 발명된 지 30년이 되지 않았다. 혁명을 사랑한 프리다와 마찬가지로, 당시 마취와 수술도 강력한 혁명을 거듭하며 발전하고 있었다.[8]

마취를 몰랐던 시기에도 수술은 필요했다. 수술받는 환자는 끔찍한 통증을 생으로 참아야 했다. 썩은 이를 뽑을 때는 장정 2명이 달라붙어 어깨를 붙잡고 얼굴을 고정시킨 뒤 억지로 입을 벌렸다. 절단술을 받는 환자는 발버둥 치지 못하도록 수술대에 사지를 꽁꽁 묶인 채 공포스러운 수술을 기다려야 했다. 환자는 고통을 참다가 눈의 실핏줄이 터져 말 그대로 피눈물을 흘렸고 아파서 이를 갈다가 어금니가 부러지기도 했다.

환자를 덜 고통스럽게 하려면 신속히 수술을 마쳐야 했다. 빠른 수술이 곧 실력이다. 훌륭한 의사로 인정받으려면 자신이 얼마나 빨리 수술을 끝내는지 광고해야 했다. 수술은 일종의 쇼가 됐다. 의사는 자신의 솜씨를 과시하기 위해 대중 앞에 환자를 눕히고 수술을 진행했다.

19세기 초 활약했던 영국 에든버러 왕립 병원의 외과 의사인 로버트 리스턴Robert Liston은 이런 쇼의 장인이었다. 그는 런던 종합 병원에서 최초의 외과 의사로 초빙되었고 위대한 해부학자 명단에 오를 만큼 명망이 높았다. 동료 78명이 그를 위한 메달과 흉상을 제작하자고 제안할 정도로 신뢰를 받는 의사였다.

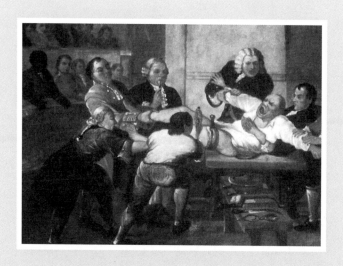

수술이 두려워 발버둥 치고 있는 환자와 그런 그를 꼭 붙들고 있는 여러 명의 사내. 이렇게 해야만 수술이 가능했기 때문이다.

물론 이는 당시의 평판이다. 현재의 우리는 그를 끔찍한 수술을 자행한 인물로 기억한다. 리스턴은 환자의 다리를 절단하는 동시에 그의 고환까지 자르기도 했다(황당하지만 정말로 있었던 일이다). 더 유명한 수술은 따로 있다. 리스턴은 환자의 좌측 다리를 절단할 계획을 세웠고 많은 관중이 이 수술을 보기 위해 모여들었다. 그는 자신 있게 '2분 30초 이내로 수술을 끝내겠다'고 공언한다.

드디어 관객 앞에서 수술이 진행됐다. 리스턴은 지나치게 속도에 집착한 나머지 환자의 다리와 함께 수술 보조의 손가락 몇 개도 절단해 버린다. 리스턴은 피를 제거하기 위해 수술칼을 툭툭 털어냈

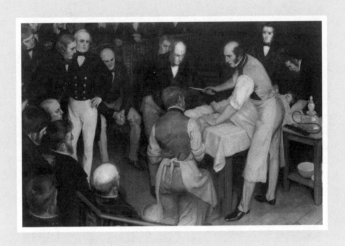

화가 어니스트 보드가 로버트 리스턴의 수술 장면을 포착했다. (출처: Wellcome Images)

고 보조의 손가락도 털털 날아갔다. 이 손가락들은 수술을 지켜보던 어느 신사의 옷자락에 우수수 떨어진다. 깜짝 놀란 신사는 기절해 버렸고 다시는 깨어나지 못했다(사인은 심장 마비로 추정된다). 손가락이 잘린 조수와 수술을 받은 환자마저 감염으로 사망한다. 한 번의 수술로 3명의 사망자를 낸 이 사건은 '치사율 300퍼센트 수술'이라는 경이로운 기록을 세웠고 지금까지 회자된다.[9]

가장 유명한 의사의 수준이 이 정도니, 수술을 해야 한다는 의사의 선고는 환자에게 사망 선고나 다름없었다. 환자들은 수술을 받기가 두려워 도망쳤고 스스로 삶을 마감하기도 했다. 그렇다고 수술을 하지 않을 수도 없다. 1910년만 하더라도 부러진 뼈가 살갗을 뚫고 나올 만큼 크게 다친 환자들은 절단술을 받지 않으면 80퍼센트 이상 사망했다.[10]

이런 대중의 두려움과 절박함을 이용하는 사기꾼은 항상 존재한다. 사기꾼은 환자와 의사에게 '통증 없이 수술을 받을 수 있는 신비한 물약'이 있다고 광고하며 조잡한 약물을 팔았다. 심지어 최면술사라는 직업까지 등장해 환자를 기만했다. 외과 의사들은 사기꾼의 헛소리에 질려 있었다. 이들이 파는 약도 써 보고 최면도 걸어 봤지만 도통 효과가 없었다. 마취제 에테르ether는 그나마 좋은 약으로 인식되긴 했으나 이미 마취라는 말에 신물이 난 유럽 의사들은 '양키가 가지고 온 조잡한 가스' 따위는 필요 없다며 설명조차 들으려 하지 않았다.

그래서 윌리엄 모턴William Thomas Green Morton의 마취 시연은 더욱 중요했다. 1846년 10월 16일, 모턴은 미국 매사추세츠 종합 병원에서 공개적으로 에테르를 이용한 마취를 진행했다. 긴장되는 순간이다. 실수라도 한다면 '마취는 사기꾼의 헛소리'라는 오명이 공고해질지도 모른다.

시연은 성공했다. 에테르 덕분에 환자는 통증을 느끼지 못했고 의사는 수술에 온전히 집중할 수 있었다. 감명을 받은 미국 의학자 올리버 웬델 홈스Oliver Wendell Holmes 박사는 '느낌'을 의미하는 그리스어 'aesthet'에 부정을 뜻하는 접두어 'an'을 합친 '마취anesthesia'라는 용어를 사용하자고 제안했다. 마취가 협잡 놀음이라는 오명에서 벗어나 학문이 되는 순간이었다.[11]

마취는 수술에 대한 두려움으로부터 환자들을 해방시켰다. 이후 마취는 발전을 거듭한다. 1913년 마취 중 호흡을 유지시켜 주는 기도 유지기Airway가 발명됐고, 1942년 큐라레Curare를 근이완제로 사용하기 시작하며 외과 수술은 대변혁을 맞는다.

SCENE 6

사랑이라는 강력한 마취제

프리다가 사고를 당한 1925년은 첫 마취 시연이 열린 1846년보다 한참 뒤다. 이 정도 기간이면 현대식 수술이 탄생하기에 충분할 것처럼 보이지만 실상은 전혀 아니었다. 프리다가 받은 '전신 석고'와 '상처 부위를 말끔히 정리하는 시술Debridement'조차 최신 기술이었다.

현대식 수술 과정은 으레 이런 비슷한 장면으로 묘사된다. 외과 의사는 검붉은 소독액으로 팔꿈치부터 손톱 밑까지 꼼꼼히 닦는다. 손가락을 널찍이 벌린 채 손끝을 들어 올린다. 멸균된 수술복을 입고 수술대 옆에 선다. 간호사는 환자에게 수술 전 항생제를 투여한다.

"○○환자 수술 전, 확인하겠습니다. 환자 번호 ○○○○○○○, ○○세, 성별은 ○성입니다. 수술 부위는 ○○입니다. 맞습니까?"

"네, 맞습니다." 수술 전 환자 확인이 끝났다. 의사는 시선을 고정한 채 손을 내밀며 "메스"라고 외친다. 날 선 칼이 쥐어지고 마취 기계 돌아가는 소리가 조용히 들린다.

검은 마녀의 빨간 독사과처럼 진부한 장면이다. 여기서 '진부하다'는 것이 중요하다. 수술이라는 행위는 긴 시간 동안 무수히 많은 시행착오를 겪으며 엄격하게 정립되었다. 그래서 이 장면에서 더 늘릴 것도 줄일 것도 없을 만큼 탄탄한 프로토콜이 완성됐다. 즉, 진부한 만큼 완벽하다. 꼼꼼한 소독, 수술 전 항생제 투여, 환자 확인, 안전한 마취와 수술 후 관리, 모두 중요하다. 이렇게 많은 요소가 수술에 필수라는 사실이 한순간 밝혀질 수는 없는 법이다. 현대식 수술 프로토콜이 완성되기까지 오랜 시간이 걸릴 수밖에 없었다.

기술적 한계도 외과 수술 발전을 늦추는 요인이었다. 페니실린이나 스트렙토마이신 같은 기본적인 항생제는 1940년대에 발견됐고, 혈액형에 Rh형이 있다는 사실은 1941년에 밝혀졌다.[12] 통증을 다루는 도덕적 잣대도 한몫했다. 당시에는 통증을 줄이려는 행위 자체가 올바르지 못하다는 인식이 있었다. 신이 주신 통증이라는 성스러운 감각을 감히 인간이 왜 없애려고 한단 말인가? 영국 빅토리아 여왕은 아이를 낳을 때 진통 효과를 주는 클로로포름을 썼다는 이유로 성서학자들의 엄청난 비판을 받아야 했다.

인식이 이러하니 좋은 진통제를 만들려는 시도 역시 늦어졌다. 그래서 전신의 뼈가 부러진 프리다는 침대에서 다른 침대로 들려 옮겨질 때마다 심한 통증에 시달렸지만 적절한 진통제를 쓰지 못했다. 그저 침대에 누워 자신과 대화하듯 자화상을 그리며 고통을 참을 뿐이었다.

필요 없이 많은 고통을 겪은 프리다는 지나치게 성숙했다. 그러나 젊었다. 그녀는 고통을 숨기는 데 능숙했지만 한편으로는 자신을

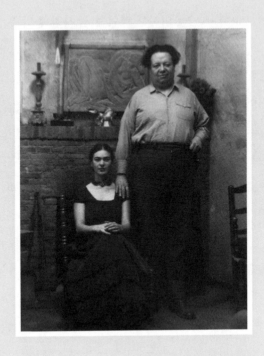

디에고와 프리다. 디에고 리베라는 주로 멕시코의 신화, 역사, 혁명을 주제로 작품 활동을 펼쳤다. 그는 멕시코 벽화 3대 거장 중 한 명으로 평가받는다.

억압하는 모든 것으로부터 혁명을 욕구했다. 그림 속에 통증을 솔직하게 그려 내며 욕구 일부를 방출했지만 갈증을 해소하기에는 부족했다.

　사고 후 1년이 지났다. 프리다는 의료용 코르셋을 입고 돌아다닐 수 있을 만큼 회복했다. 약간 먼 거리도 목발을 짚고 갈 수 있었다. 끔찍한 사고를 안긴 버스도 곧잘 타고 다닌다. 회복한 프리다는 예비

학교 시절 선배를 따라 멕시코 혁명을 논하던 공산당 모임에 참석한다. 그곳에서 디에고 리베라를 만난다. 디에고는 유명한 석판화 거장이었다. 프리다가 다니던 예비 학교의 볼리바르 대강당에도 그의 작품이 있었다. 프리다를 처음 본 디에고는 "어린 나이지만 위엄 있는 눈빛을 보였다"고 회상했다.

혁명을 꿈꾸며 그림을 그리기 시작한 프리다는 21세였고, 혁명을 이끌던 공산당원이자 피카소와 소통하던 디에고는 42세의 거장이었다. 처음부터 이끌린 둘은 이내 연인으로 발전한다. 프리다의 아버지는 탐탁지 않아 하며 말했다. "둘이 있어 봐야 코끼리 손을 잡은 비둘기처럼 어울리지 않을걸세."

사랑은 강력한 마취제가 되어 반대를 재웠다. 1929년 둘은 결혼한다. 프리다는 첫 결혼이었고 디에고는 세 번째 결혼이었다. 프리다는 인디오 전통 치마에 솔을 둘렀고, 디에고의 두꺼비 같은 손을 꼭 쥔 채 식을 올린다. 디에고는 기분이 좋다며 피로연에 총을 가져와 이리저리 쏴 댔다. 총알이 스쳐 몇 명이 부상을 당했으나 가벼운 일로 치부되고 넘어갔다.

SCENE 7

디에고의 외도와 두 번째 상처

프리다는 도피와 함께 구속을 원했다. 그림과 혁명을 꿈꾸던 그녀는 성공한 화가이자 공산당원인 디에고가 완성된 인간처럼 보였다. 프리

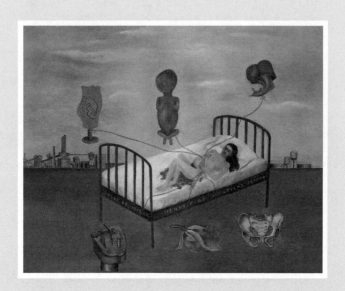

〈떠 있는 침대〉(1932). 유산의 아픔을 표현한 그림으로, 프리다 주변에 떠 있는 6개의 사물이 마치 탯줄처럼 보이는 실로 연결되어 있다.

다는 이상적 인간 디에고를 통해 자신의 고통스러운 현실에서 도피하길 원했다. 한편으로는 디에고가 자신에게 온전히 구속되길 바랐다. 집착은 프리다를 조급하게 만들었다. 그녀는 부모의 칭찬을 갈구하는 아이처럼 그림 몇 편을 조심스레 디에고에게 보여 주며 솔직하게 평가해 달라고 요청한다.

디에고는 프리다의 그림을 진정으로 평가해 주었다. 그는 프리다의 재능에 진심으로 놀라며 동료 화가에게 그녀의 작품을 소개시켜 주었다. 신혼 생활도 기대 이상으로 행복했다. 여럿이 걱정했던 디에고의 바람기는 잠잠했다. 프리다는 둘 사이를 공고하게 해 줄 아이를 가지길 원한다. 하지만 학생 시절 사고 후유증으로 그녀의 자궁은 아이를 품기 어려웠다. 1930년 프리다는 유산한다. 의사는 그녀에게 영영 아이를 갖지 못할 것이라고 말했다. 프리다는 괴로웠다. "선생님, 요란하게 울어 댔을 디에고의 아이를 갖고 싶었어요. 결국 이런 일이 생기고 저는 그저 견디는 일만 남았네요."

프리다의 우울은 오래갔다. 그녀는 아팠던 어린 날처럼 그림을 그렸다. 디에고는 그런 프리다를 위로하며 평소 그녀가 가고 싶다던 뉴욕으로 여행을 떠난다. 프리다는 잠깐 기뻤다. 이내 말도 통하지 않고 사상마저 저속한 양키들과 어울리는 데 지친다. 그녀 말대로 "그저 필요한 이야기만 짖어 댈 뿐"이었다.

프리다는 1932년과 1934년에 디에고의 아이를 다시 유산한다. 그사이 프리다의 어머니는 죽고 디에고의 위로도 옅어져 갔다. 세 번째 유산으로 프리다가 힘들어할 때 디에고는 한눈을 판다. 전통적으로 남편의 외도를 허락했던 멕시코에서는 흔한 일이다. 하지만 프리다는 용납할 생각이 전혀 없었다. 심지어 외도 상대는 프리다가 디에고에게 조심스레 보여 준 첫 그림의 주인공이자 자신의 여동생인 크리스티나였다.

냉소적인 어투로 상처를 싸매 온 프리다는 또 다시 그림을 그렸다. 그림에는 흉기에 찔려 전신에서 피를 흘리는 프리다가 나체로 널브러져 있다. 곁에는 두꺼비를 닮은 디에고가 별일 아니라는 표정으로 칼을 들고 서 있다. 지극히 프리다답게 〈단지 몇 번 찔렀을 뿐〉이라는 반어적인 제목을 달았다. 그 와중에도 나약한 신체 전부를 드러

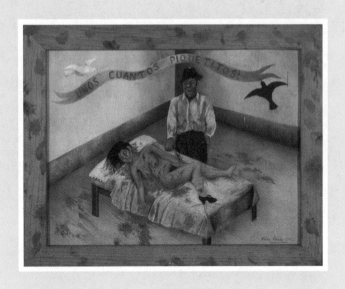

〈단지 몇 번 찔렀을 뿐〉(1935). 프리다는 자신의 여자 친구를 살해한 살인마에 대한 기사를 읽고서 이 그림의 모티브를 떠올렸다.

내는 것이 촌스럽다고 느꼈는지 폴리오 바이러스에 걸려 앙상해진 오른쪽 다리를 화려한 양말과 구두로 감춰 두었다.

SCENE 8

아이 대신 예술과 그림을 잉태하다

디에고의 충격적인 행동은 처음이 아니었다. 두 번째 아내 루페의 막

내 여동생과 바람을 핀 이력이 있고, 첫 아내 벨로프의 가장 친한 친구와 동침을 한 전적도 있다. 디에고는 자신이 끔찍한 짓을 저지르고 있다고 생각하지 않았다. 무릇 강인한 남성이라면 아즈텍 신화의 전쟁의 신처럼 자신의 매력에 홀린 신도에게 희생을 요구할 권리가 있다고 믿었다.

반면 프리다는 뻔뻔하지 못했다. 남편의 행동에 분개해 거리를 두었고 자신의 매력에 빠진 남성들과 불륜을 저질렀지만 디에고를 미워하지 못했다. 불륜 상대가 프리다의 기분을 맞춰 주려고 디에고를 욕하자 그녀는 일그러진 표정으로 불륜남을 쫓아내 버린다.

프리다와 디에고의 미묘한 거리 두기는 몇 년 동안 지속됐지만, 억지로 하는 사람이 자각조차 없는 사람을 이기지는 못하는 법이다. 프리다는 결국 남편에게 돌아갔다. 디에고는 자랑스럽게 말한다. "프리다는 자존심이 크게 상했지만 변함없는 사랑으로 다시 나에게 돌아왔다."

둘의 관계는 얇은 실에 의존해 어두운 미궁을 찾아 들어가듯 아슬아슬했다. 1939년 프리다와 디에고는 이혼한다. 그리고 1940년 다시 조건적 재혼을 했다. 위기는 종종 찾아왔다. 둘의 태도는 전혀 달랐다. 디에고는 "프리다는 우리의 사랑을 의심하지 않는다. 내가 교양 없는 여인과 밤을 보내고 창녀촌에서 흥정하는 게 자신의 위신을 깎아 먹는다고 생각하기 때문에 이혼하자며 화를 내는 것뿐이다. 그렇다고 내가 굴복할 줄 알았나? 나는 오히려 다시 이혼하자고 했다"고 말한다.

같은 상황을 프리다는 이렇게 얘기했다. "내가 얼마나 아픈지 표현할 말을 찾지 못하겠다. 그저 나는 디에고를 사랑한다. 하지만 디에고는 변하지 못할 테니 내 고통은 삶이 끝나야 종결될 걸 알고 있다. 오늘도 그와 다툼 섞인 통화를 했고 비로소 그를 떠나는 편이 낫다는 걸 깨달았다. 이제 나는 완전히 홀로 남겨졌다."

한 번도 약자의 입장에 서 보지 못한 디에고는 항상 소수였던 프리다를 온전히 이해하지 못했다. 프리다는 일기에 "나는 큰 사고를 2번 겪었다. 학생 시절 당한 교통사고가 첫 번째고 두 번째는 디에고 리베라를 만나 사랑하고 결혼한 일이다"라 적는다.

홀로 남겨진 프리다는 디에고의 아이 대신 그림을 잉태한다. 그녀는 가장 고통스러운 시기에 가장 많은 작품을 남겼고 유일한 대화 상대인 그림에게 온전한 심경을 투영했다. 아픈 프리다는 침대에 누워 그림 그리는 날이 많아졌고 고질적인 통증은 심해져만 갔다. 다리도 말썽이다. 1936년 재수술을 받고 발가락 몇 개를 잘라 낸다.[13, 14]

고통스러운 인생이여, 만세!

프리다의 허리 통증은 감당 못 할 수준에 이른다. 부러진 지 오래인 허리뼈는 기능을 하지 못했다. 앞뒤로 숙일 때마다 무너질 듯 위태로웠다. 1946년에 큰 수술을 감행한다. 프리다는 엎드린 채 마취되어 등을 절개했고 심하게 망가진 허리뼈 사이에 또 다른 뼈를 채워 넣는 수술을 받았다. 이것도 모자라 허리를 세우기 위해 철심을 박아 넣는다.

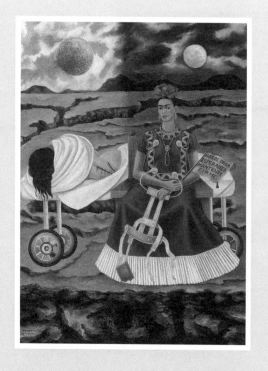

〈희망의 나무여, 굳세어라〉(1946). 침대에 누운 프리다의 등에는 2개의 수술 자국이 있다. 척추를 따라 길게 절개된 상처는 척추뼈에 도달하기 위해, 엉덩이뼈를 따라 난 절개선은 척추뼈 사이를 채워 넣을 뼈를 채취하기 위해 그어졌다.

이를 후방 척추뼈 유합술Psterior Lumbar Interbody Fusion, PLIF이라고 한다. 1940년대에 발명된 첨단 수술법이다. 유명세를 타던 프리다는 첫 사고가 났던 1925년과 달리 신식 수술대에 누워 최고급 의료진에게 수술을 받았다. 불운한 프리다답게 결과는 신통치 못했다. 수술 후 감

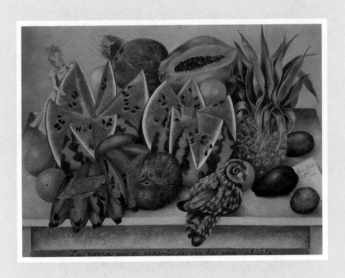

〈드러난 삶의 풍경 앞에서 겁에 질린 신부〉(1944). 이 그림이 1939년에 처음 그려졌을 때에는 왼편 상단에 신부가 없었고, 파파야는 쪼개져 벌어지지 않았다. 지금과 같은 모습은 이후에 고쳐 그린 것이다.

염이 생겨 몇 차례 재수술을 받는다.[15, 16]

다음은 다리였다. 폴리오 바이러스 때문에 평생을 고생한 오른쪽 다리는 발끝부터 검게 문드러지기 시작했다. 통증은 부차적인 문제였다. 다리에서 썩은 고기 냄새가 났고 노란 고름이 흘렀다. 결국 오른쪽 다리를 무릎 밑부터 절단[Below Knee Amputation, BK]한다. 프리다는 다리가 없는 소회를 일기에 짧게 적는다. "내게 날아다닐 날개가 있는데 발이 왜 필요하겠어?"

불행은 화장품 샘플처럼 함께 오는 것인지, 1941년 프리다의 유

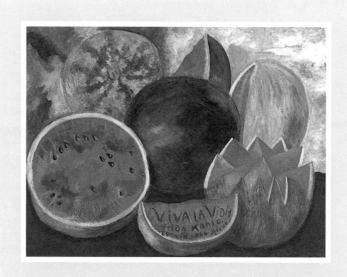

〈인생이여, 만세〉(1954). 그녀는 세상을 떠나기 불과 8일 전에 "인생이여, 만세"라는 문구를 수박에 새김으로써 이 그림을 비로소 완성했다.

일한 인생 친구인 아버지가 임종을 맞는다. 이날부터 그녀는 자화상보다 과일을 그리기 시작했다. 프리다가 그린 과일은 또 다른 의미의 자화상이다. 작품 이름에서도 알 수 있다. 그녀는 외설스럽게 속살이 드러난 과일을 그려 놓고는 〈드러난 삶의 풍경 앞에서 겁에 질린 신부〉라 제목을 붙인다. 마치 근육의 색 같은 과일의 붉은 과육은 단단한 껍질에 가려 드러나지 않는다. 프리다도 거만한 태도와 냉소적 어투로 과일 껍질처럼 무장한 채 속내를 드러내지 않았다. 껍질이 벗겨진 과일은 무장 해제된 프리다와 같다. 숨겨 온 내면이 갑자기 노출된다. 삶이 드러난다. 겁에 질릴 수밖에 없다.

멕시코의 햇살을 머금고 자란 과일은 프리다 자신이고 강렬한 통증을 주는 칼로 잘라 내야 비로소 보이는 과육은 쉽게 표출하기 어렵던 프리다의 영혼인 셈이다.

프리다가 가장 힘들던 1954년, 그녀의 그림에 과일이 다시 등장한다. 탐스러운 수박은 역시나 벼린 칼로 잘려져 속내를 드러내고 있다. 수박의 속살이자 프리다의 영혼을 상징하는 빨간 과육에는 고통으로 새긴 글씨가 문신처럼 적혀 있다. 과연 프리다라면 영혼을 뜻하는 과육에 어떤 글자를 새길까? '나는 고통받았다'거나 '삶은 괴롭다'라는 문구는 절대 아닐 것이다. 그녀는 고통스러운 순간을 이렇게 적었다. "인생이여, 만세!"

SCENE 10

열어야만 치유하고 제거할 수 있다

프리다가 비틀지 않고 덤덤한 어투로 목소리를 낸 건 그녀의 일기 마지막 장에 다다라서였다. "행복한 외출이 되길, 그리고 다시는 돌아오지 않기를 희망한다." 프리다는 허리 통증 때문에 일어설 수가 없어 침대에 누운 채 마지막 개인전에 참석했다. 그녀는 한 사람 한 사람 눈을 맞추고 악수를 하며 감사를 전했다.

1954년 프리다는 급격하게 건강을 잃었다. 그녀는 디에고에게 17일 일찍 결혼기념일 선물을 건넨다. 디에고는 왜 선물을 일찍 주

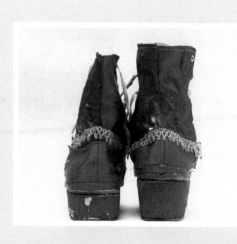

프리다가 신었던 신발. 프리다는 어릴 적 겪은 소아마비로 오른쪽 다리가 짧았다. 이를 보완하기 위해 오른쪽 굽이 높은 신발을 신었다. 그녀가 세상을 떠난 후 디에고는 프리다의 모든 물품을 정리해 창고에 보관했다. 프리다 칼로 박물관은 디에고 리베라가 사망한 지 47년이 지난 2004년에 프리다의 물품들을 공개했다.

느냐고 물었다. 프리다는 대답한다. "곧 당신을 떠날 것 같아서요." 1954년 7월 13일, 프리다는 사망한다.

　한 사람과 그를 둘러싼 환경을 나누는 기준은 피부다. 그래서 의사는 환자의 피부에 흠집을 내고 수술 부위에 도달하는 행위를 '연다 open'고 표현한다. 고통의 진원을 바로 보려면 외부 세계로부터 환자를 보호해 주는 피부를 열어야 한다. 열어야지만 고통을 제거할 수 있다. 프리다에게 붓은 의사의 칼이었다. 그녀는 붓으로 자신을 해체

했고 내면의 고통을 캔버스에 열어 두었다.

프리다는 혁명의 해에 태어나 그림으로 반란을 이뤘다. 삶은 혼란스럽고 평가는 후대에 이루어졌다는 점에서 프리다의 인생은 분명히 혁명적이다. 물잔에 떨어진 잉크 방울이 퍼져 나가듯, 혁명은 언제나 소수에서부터 불어와 다수를 변화시킨다. 항상 소수의 편에 섰던 혁명가 프리다 칼로는 1907년에 태어나 1954년까지 삶을 그렸다. 프리다여, 만세!

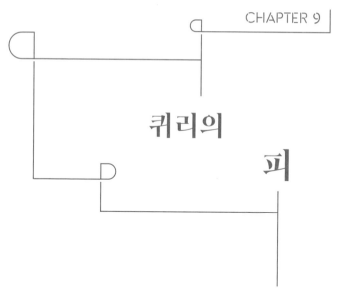

CHAPTER 9

퀴리의 피

노벨상 2회 수상 과학자가 정말 방사능의 위험을 몰랐을까?

SCENE 1

숨을 거둘 때까지 찾아 헤맨 신의 조각

모든 물질은 원자다. 우리가 알아 왔던 사람과 증오할 사람, 사랑을 말한 혀와 폭군의 손가락, 흩어지는 파도와 성자의 눈물도 원자로 이루어졌다. 원자는 신의 손에 들린 벽돌처럼 세상을 구성하고 쌓아 올리고 때로는 붕괴시킨다. 그리고 원자는 눈에 보이지 않아도 분명히 존재한다. 이렇게 명확한 사실이 밝혀지고 받아들여지기까지는 상당한 시간이 필요했다.

1800년대 후반만 하더라도 원자의 존재를 의심하는 사람은 비난받지 않았다. 오히려 그들의 신중한 태도는 학술적이며 본받아 마땅하다고 여겨졌다. 1897년 프라하대학교의 물리학 교수 에른스트 마흐는 과학원 토론 시간에 이렇게 말한다. "저는 원자가 존재한다는 가설을 믿지 않습니다."[1]

원자의 존재는 믿음의 문제가 아니다. 과학자들은 가시광선 세계에 갇혀 원자를 상상하지 못하는 이들을 위해 빡빡한 실험을 준비해야 했다. 물에 녹은 소금은 눈에 보이지 않아도 그 맛을 잃지 않는 것처럼, 과학자들은 원자가 눈에 보이지 않아도 측정할 수 있는 분명한 성질이 있으리라 믿고 이를 찾아 나섰다.

1898년, 마리 퀴리(1867~1934)는 원자의 고유한 성질(정확히는 핵의 특성)인 방사능Radioactivity을 밝혀냈고 이 공로로 1903년에 노벨 물리학상을 받는다. 덕분에 과학자들은 방사능이라는 새로운 도구로 원자라는 미지의 세계를 탐험하기 시작했다.

마리 퀴리 역시 방사능 연구를 계속했다. 1899년 논문 〈라듐 방사선의 화학적 효과에 대하여〉를 발표할 때부터, 1934년 상셀모스 병원에서 혼란한 어투로 "찻잔 안에 든 게 라듐이니, 아니면 메소토륨이니?"라고 힘없이 말하며 숨을 거둘 때까지 그녀의 삶 대부분은 방사선 생각으로 가득했다.[2, 3]

최초로 진리에 도달한 대가는 컸다. 방사선은 마리 퀴리의 모든 흔적에 침입했다. 그녀의 실험복과 원고, 볼펜과 책장은 지금까지도

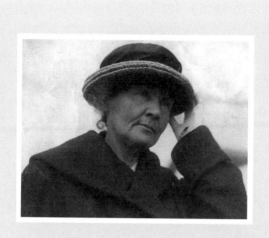

1930년 노년의 마리 퀴리 모습. 그녀의 연구는 후대의 핵물리학계와 화학계에 지대한 영향을 미쳤지만, 정작 그녀의 육체는 방사능 오염 후유증으로 인해 크게 쇠약해졌다.

은은한 방사능을 띤다. 원자의 가장 깊은 곳에서 방출되는 방사선은 마리 퀴리의 몸 가장 깊은 곳까지 침투했고 결국 그녀를 죽음에 이르게 만들었다.[4, 5]

　　연구의 혜택은 다음 세대에게 주어졌다. 방사능은 양면성을 가진다. 부주의하게 다루면 세포를 망가뜨려 암을 유발하기도 하지만 적절히 사용하면 암을 치료하는 기적의 광선이 되기도 한다. 현대에는 방사선을 이용한 항암 치료가 광범위하게 사용된다. 세계적으로 매해 1800만 명 이상이 암 진단을 받고, 암 치료 환자들의 40퍼센트 이상이 방사선 치료를 받는다.[6]

　　마리 퀴리로부터 촉발된 방사선 연구가 없었다면, 혹은 누군가가 시작했겠지만 늦어졌더라면, 늦어진 시간만큼 치료를 받지 못해 죽어 갔을 환자는 무수히 많았을 것이다. 정작 마리 퀴리는 방사선으로 쇠약해지고 죽어 갔다. 그녀는 방사선의 위험성을 알았을까? 알고도 끊임없이 실험했다면 그 이유는 무엇일까?

SCENE 2

폴란드인으로서의 자긍심을 간직한 소녀

어느 이른 봄 아침, 4세가 된 마리는 불을 피운 거실에서 카드놀이를 했고 언니 브로니아는 책을 읽고 있었다. 마리는 서툰 솜씨로 한 음절씩 더듬거리는 언니가 답답했다. 책을 빼앗아 유창한 발음으로 술술 문장을 읽어 내린다.

칭찬받을 생각에 우쭐한 마리는 의기양양한 몸짓으로 주변을 돌아보았다. 그러나 그녀가 마주한 건 깜짝 놀란 부모의 얼굴과 뾰로통해진 언니의 표정이었다. 마리는 어쩔 줄 몰라 울음을 터뜨리며 말한다. "죄송해요. 일부러 그런 건 아니었어요. 책이 너무 쉬웠을 뿐인걸요."

물론 마리의 잘못일 리 없다. 마리네 다섯 남매 모두 중학교를 수석 졸업했을 만큼 영특했으니(넷째 헬레나만 2등으로 졸업했다) 따지자면 교육을 잘한 부모님 탓이다. 그중에서도 마리는 특히 영특했다. 못하는 과목이 없었다. 아버지가 알려 준 물리학과 수학은 물론이고 문학과 프랑스어도 1등을 놓치지 않았다. 그리고 비밀스럽게 열리던

폴란드 역사 수업에서도 늘 선두였다.[7]

　마리가 다니던 학교는 러시아 정부의 눈을 피해 폴란드어로 폴란드 역사를 가르쳤다. 폴란드는 60년 넘게 러시아의 지배에 놓여 있었다. 러시아는 일제 치하 조선처럼 언어 말살 정책을 폈다. 이따금 러시아 출신 장학사를 파견해 미개한 식민지국 폴란드인들이 위대한 러시아식 수업을 잘 받고 있는지 평가했다.

　폴란드어 수업은 전쟁과도 같았다. 학교에서는 언제 들이닥칠지 모르는 러시아 장학사를 피하기 위해 전기 벨로 신호를 줬다. 길게 2번 짧게 2번, 모스 부호 같은 소리가 교실에 퍼지면 선생과 학생은 잘 훈련된 폴란드 병사처럼 역사책을 숨기고 바느질 수업을 받는 시늉을 했다.

　그날도 전기 벨이 울렸다. 마리와 친구들은 서둘러 책을 치우고 손가락 끝에 골무를 끼운 채 장학사가 지나가기를 기다렸다. 장학사는 하필 마리의 교실에 들어선다. "아무 학생이나 한 명 불러 주시오." 장학사가 말했다. 선생은 가장 똑똑한 마리를 부른다. 장학사는 러시아 황실 가족의 칭호가 무엇이냐, 역대 신성 러시아 황제의 이름은 무엇이냐 따위를 질문했다. 마리는 짧은 머뭇거림도 없이 유창한 러시아어로 대답했다. 장학사는 흡족해하며 마지막으로 물었다. "우리를 다스리는 분은 누구시지?"

　마리는 대답하지 않았다. 장학사는 어린 그녀에게 한 발짝 다가가 다시 묻는다. "우리를 다스리시는 분의 존함은?" 서툰 마음을 숨기지 못한 마리는 어릴 적 언니 브로니아가 책을 읽듯 한 음절씩 눌러 대답한다. "러시아 제국 황제이신 알렉산드르 2세 폐하이십니다."

장학사는 만족하며 교실을 떠났고 남겨진 마리는 유창한 울음으로 치욕스러운 마음을 달랬다.

가난 때문에 꿈을 포기하지 않는다

조국을 사랑하는 마리의 마음은 아빠를 닮았다. 고등학교 교사인 아버지는 앞잡이 노릇을 하던 교장과 종종 다퉜다. 러시아 정부에 잘 보이고 싶었던 교장의 욕망은 과히 대단했다. 그는 불쑥 학생들의 작문 노트를 검사해 '러시아식 문법'이 아닌 '폴란드식 문법'을 찾아내 당국에 신고하고 벌을 줬다. 마리의 아버지는 넌지시 학생 편을 들며 교장에게 말했다. "교장 선생님, 아이가 실수로 그랬겠죠. 선생님도 종종 러시아어 발음과 문법을 틀리지 않습니까?"

아버지는 결국 학교에서 퇴출당한다. 그는 '학생들에게 폴란드인의 자긍심을 심어 줘야 한다'라며 설교하다가 발각되었는데, 적당히 무마할 수도 있는 사건이었으나 그를 밉게 본 교장이 도움을 주지 않아 해고당하고 만 것이다. 덩달아 마리의 가족은 아버지 이름으로 국가에서 받은 아파트에서도 쫓겨나게 된다.

그날 이후 마리네 가족은 가난과 악재를 겹겹이 맞는다. 아파트에서 쫓겨난 가족은 인근에 적당한 집을 구한다. 생활비는 빠듯하기만 했다. 사생활을 포기하고 하숙생들을 받아 돈을 충당하기로 한다. 결핵에 걸려 요양하던 어머니는 교사로 복귀했고 6세가 된 마리는 이른 아침부터 하숙생들의 밥을 차렸다.

20명이 넘게 바글대던 하숙생들은 그다지 통제가 되지 않았다. 한 아이는 마리의 집에 발진 티푸스를 옮겨 왔고, 장녀 조시아는 이에 옮아 사망하고 만다. 채 충격이 가시기도 전에 1878년 어머니마저 결핵 악화로 생을 마감한다. 마리가 중학교를 졸업하기 1년 전이다.

어머니를 잃은 마리는 몇 달 동안 극심한 우울에 빠진다. 조용한 밤이면 아무도 없는 나무 밑에서 어둡게 울고 돌아왔다. 자랑할 일이 아니라고 생각했는지 가족과 친구들에게 이 사실을 숨겼다. 낮에는 책더미에 파묻혀 공부만 했다. 마리에게 공부란 대낮에도 슬픔을 감출 수 있는 까만 잉크 빛 피난처였다.

장녀가 죽고 넷만 남은 마리 남매는 모두 공부를 잘했으나 러시아는 식민지국 여성의 대학 교육을 허용하지 않았다. 장남 요셉만 바르샤바대학교에서 의학 공부를 시작할 수 있었다. 여동생들은 부러운 눈으로 오빠를 바라봤다.

교육열이 강한 아버지는 유학을 보내서라도 딸들을 가르치고 싶었다. 돈이 약간 부족하다. 돈을 불리기 위해 멋지게 투기를 감행했다가 전 재산을 날린다. "빌어먹을, 너희를 유학 보내려고 아끼고 아껴 모은 돈인데 한 방에 날려 버리다니! 난 이제 늙어서 폐나 끼칠 쓸모없는 인간이야."

돈을 잃은 아버지의 헛발질은 집안에 찬물을 끼얹었지만 마리의 열정을 식히진 못했다. 마리는 언니 브로니아에게 비스킷처럼 건조한 톤으로 얘기했다. "내가 가정 교사 일을 해서 돈을 벌어 언니에게 부칠게. 언니가 먼저 파리에 가서 자리를 잡고 나중에 나를 도와줘."

브로니아는 울면서 말했다. "왜 내가 먼저 가야 해? 넌 재능도 있고 나보다 머리도 좋잖아." 마리가 대답한다. "언니는 이제 성인이 잖아. 다 잘될 거야."

브로니아는 의학 공부를 하러 프랑스 소르본대학교로 떠났고 마리는 폴란드 시골로 내려가 사탕무 농장장 슈추키 집안의 가정 교사가 된다. 슈추키 부부와 다섯 자녀는 마리를 따뜻하게 맞는다. 마리는 이들과 함께 무도회장에도 가고 밤에는 소작농 아이들에게 은밀히 폴란드어를 가르치며 즐겁게 지냈다. 슈추키의 장남 차시미르가 마리에게 반하기 전까지는 말이다.

수학에 능통하고 4개 국어를 맛깔나게 구사하는 마리를 본 차시미르는 사랑에 빠진다. 18세가 된 마리도 차시미르를 허락했고 둘은 연인이 된다. 차시미르는 부모님께 마리와 결혼하겠다고 선언한다. 슈추키 부부의 환대는 그날로 끝이었다. 부부는 못된 소작농을 혼내는 어투로 가난한 가정 교사 주제에 감히 안주인 자리를 넘보는 마리를 매몰차게 거절했다. 부모의 강력한 반발 때문에 차시미르도 머뭇거린다. 마리는 강한 굴욕을 느꼈으나 언니 때문에 일을 그만둘 수도 없었다.

다행히 아버지에게서 구원이 왔다. 아버지는 고된 업무 때문에 다들 기피하던 소년원 원장 자리를 맡아 브로니아에게 돈을 보내기로 했고, 덕분에 마리는 끔찍한 사탕무 농장을 떠날 수 있었다. "안녕히 계세요, 여러분." 마리는 홀가분한 인사를 끝으로 1600킬로미터 떨어진 파리로 떠난다.

SCENE 4

여성 과학자의 삶과 피에르와의 만남

반 고흐가 물감을 짜고 로트레크가 그림을 그렸을 파리에서, 마리는 물리학 교과서를 펴고 맥스웰을 공부했다. 마리가 입학한 소르본대학교는 지적 욕구를 채워 주기에 충분했지만, 그녀가 머물던 숙소는 세면대 파이프가 얼어 터질 만큼 열악했다.

마리는 집착적으로 공부한다. 식사 시간조차 아깝다며 무말랭이만 먹다가 영양실조로 쓰러진다. 언니 브로니아는 마리를 자기 집으로 데려오고 싶었다. 그러나 마리는 언니네 집이 '무료 환자로 넘쳐 시끄럽고 공부에 방해된다'면서 얼음장처럼 차가운 집으로 돌아갔다.

마리는 2000명이 넘는 소르본대학교 자연과학과 학생 중 유일한 여성이었고, 과학 학위를 노리는 몇 안 되는 학생이었다. 그녀는 자신이 낮은 등수를 받을까 봐 걱정했다고 한다. 물론 별다른 반전 없이 물리학은 수석으로, 수학은 차석으로 학위를 따낸다.

마리는 더 공부하기로 했다. 소르본대학교에 남아 다양한 금속의 자기적 성질을 연구해 나간다. 실험실은 협소하고 연구 도구는 구식이라 쓰기 불편했다. 마침 가정 교사 시절부터 알고 지낸 물리학 교수 코발스키가 파리에 찾아온다. 그는 마리의 이야기를 듣고 이렇게 조언했다. "근처에 자기적 성질을 연구하는 유능한 학자가 있는데 만나 보는 게 어떤가? 이름은 들어 봤을걸세. 피에르 퀴리라고."

자신이 속한 분야의 모든 논문을 읽었던 마리는 피에르 퀴리가 연구에 도움을 줄 사람이라는 걸 곧바로 알아차렸다. 1894년 봄, 마리는 피에르를 만난다. 키가 큰 그는 넓은 어깨로 햇볕을 가리고 서 있었고 길고 섬세한 손가락에는 찻잔이 쥐어져 있었다.

마리는 첫 만남을 이렇게 회상했다. "피에르는 창문 곁에 서 있었다. 무척 동안이었는데 조용한 시선과 느긋한 말투, 소년 같은 미소로 내게 신뢰를 주었다. 우리의 이야기는 온통 과학뿐이었으나 나는 그의 견해를 듣기만 해도 즐거웠다."

피에르는 다분히 몽상가적인 사람이었다. 그는 어릴 적부터 종종 꿈을 꾸듯 생각에 몰입했다. 어떤 날에는 말을 걸어도 듣지 못했고 깊은 상념에 빠져 배회하다가 문지방에 머리를 찧어 넘어지기도 했다. 그런 피에르도 마리에게 빠져든다. 덧없는 사진이 색을 입고 인화되듯 피에르는 마리의 매력에 서서히 젖어 들었다.

가난했던 시절 사탕무 농장에서 당했던 치욕 때문에 주저하는 마리에게 피에르는 확신을 준다. "당신 소식을 듣는 것이 나에게는 가장 큰 기쁨인데 두 달이나 그대 소식을 듣지 못한다니 눈앞이 깜깜하오. 나는 당신이 조국 해방과 학문적 업적을 꿈꾼다는 걸 알고 있소. 다른 일은 몰라도 학문에 있어서 우리의 꿈은 허황치 못하다오. 우리가 그저 서로의 주위를 맴돌며 각자의 꿈을 좇아 인생을 허비할지 모른다고 생각하기 싫소. 부디 내 곁에 남아 주지 않겠소?"

마리는 든든한 울타리 같은 피에르의 마음을 받아들인다. 1895년 마리와 피에르는 결혼했고 퀴리라는 성을 공유한다. 부부는 짧은 신혼여행을 다녀왔고 1897년에 첫딸 이렌 퀴리를 얻는다. 그사이 물리학계는 새로운 격변기를 맞았다.

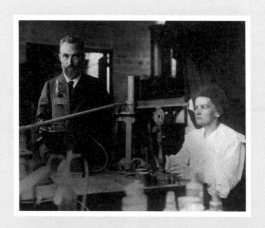

실험실에서 연구 중인 피에르 퀴리와 마리 퀴리. 새로운 발견을 향한 부부의 헌신과 노력은 훗날 공동 노벨 물리학상 수상이라는 영예로 이어졌다.

SCENE 5

X선의 발견과 퀴리 부부

마리 퀴리가 태어난 19세기, 과학은 한없이 깊게 들어가고 있었다. 최초의 근대 물리학자인 갈릴레오는 커다란 지구가 돌고 있다고 말했고, 뉴턴은 행성의 웅장한 움직임을 연구했다. 하지만 후대 과학자들은 도통 커다란 물체에 관심을 주지 않았다. 그들은 성질의 최소 단위인 분자, 분자를 구성하는 원자, 그리고 원자를 구성할 무언가를 찾아

더 깊이 파고들어 갔다.

1895년 독일의 물리학자 빌헬름 뢴트겐도 눈에 보이지 않는 작은 무언가를 연구하고 있었다. 그는 진공관에 전류를 흘려 생성되는 음극선을 연구했다. 우리는 이 실험을 쉽게 상상해 볼 수 있다. 여기 진공관 역할을 할 투명하고 단단한 와인병이 있다. 이 와인병의 입구를 알루미늄으로 막고 진공 펌프로 병 속 공기를 빼낸다. 그다음 와인병의 오목한 바닥에 전류를 흘리면 음극선이 알루미늄으로 막힌 병 주둥이 방향을 향해 튀어 나간다.

실험하던 뢴트겐은 기괴한 현상을 마주한다. 음극선에서 몇 걸음이나 뒤에 놓여 있던 인광 필름이 반짝반짝 빛났던 것이다. 이를 기이하게 여긴 뢴트겐은 딸깍딸깍 전류를 흘렸다 말았다 했다. 필름도 덩달아 깜빡깜빡 빛이 켜졌다 꺼졌다 했다.

뢴트겐은 '내가 꿈을 꾸고 있는 줄 알았다'고 회상했다. 음극선 연구는 당시 많은 물리학자가 진행하고 있었지만 이런 괴이한 현상은 단연코 보고된 적이 없었다. 뢴트겐은 여태껏 알려지지 않은 미지의 광선이 이런 작용을 할지도 모른다고 생각했다. 수학에서 알 수 없는 방정식의 해를 'X'라고 하듯, 뢴트겐은 이 미지의 광선에 'X선'이라 이름 붙이고 실험에 돌입한다.

X선은 음극선과 다르게 두꺼운 종이도 쉽게 뚫고 어김없이 필름에 불을 밝혔다. 나무는 물론이고 물이 가득 담긴 비커도 간단히 통과했다. 흥분한 뢴트겐이 또 다른 물건을 가져다 놓으려고 손을 댄 순간, X선은 뢴트겐의 손을 통과해 스크린에 그의 손바닥 뼈를 선명하게 찍어 냈다. 놀란 뢴트겐은 납덩어리, 아연, 반지를 낀 부인의 손

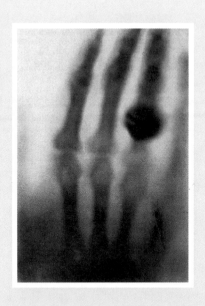

1895년 12월 22일, 뢴트겐은 자신의 부인을 실험실로 불러 그녀의 손을 찍어 보았다. 그랬더니 손뼈는 물론이고 손가락에 끼고 있던 반지도 선명하게 찍혀 있었다.

등을 차례로 X선에 비춰 보았고 X선이 쉽게 뚫을 수 있는 물질과 그렇지 못한 물질이 있다는 사실을 알게 되었다.

분명 X선은 보고되지 않은 광선이었다. 뢴트겐은 1895년 〈새로운 종류의 광선에 대하여〉라는 제목으로 논문을 발표한다. "진공관은 제법 꽉 맞는 까만 종이로 가려졌고 방은 완전히 어두웠다. 이 상태로 음극선을 만들자 알 수 없는 광선에 의해 바륨 스크린이 찬란하게 빛났다. 이 빛은 분명 음극선이 아니다. 음극선은 자석에 의해 휘어지는 성질을 가졌으나 X선은 자석의 영향을 받지 않았다."[8]

X선의 발견은 엄청난 파장을 불러일으켰다. 원자의 새로운 특성을 밝힌 것은 물론이고 의학에 곧바로 활용될 수도 있었다. 뢴트겐은 X선을 발견한 공로로 1901년 첫 노벨 물리학상 수상자가 된다. 그의 노벨상 수상 연설을 들은 수학자이자 물리학자인 쥘 앙리 푸앵카레는 "어쩌면 인광성을 가진 모든 물체가 X선과 같은 성질을 갖지는 않을까" 하고 추측했다. 인광은 햇볕과 같은 외부 에너지를 흡수하여 이를 천천히 방출하는 효과로 야광 스티커나 야광 표지판 등에 흔히 쓰인다(미리 말하자면 여러분의 손목시계나 천장에 붙인 야광 스티커는 방사능을 뿜지 않는다. 이 추측은 잘못됐다).

푸앵카레의 말을 들은 앙리 베크렐은 곧바로 이 문제에 뛰어든다. 인광 물질 연구는 그의 아버지가 해 왔던 연구였다. 논문 자료도 많고 특수한 인광 물질도 충분했다. 베크렐은 인광 물질인 우라늄 염에 햇볕을 쏘였다. 태양 에너지를 충분히 받은 우라늄 염은 인광을 띠기 시작했다. 베크렐은 이를 구리 십자가와 함께 사진 건판 곁에 두었다. 사진 건판에는 구리 십자가 모양이 선명하게 찍혔다.

베크렐은 제법 명쾌하게 실험이 끝났다고 생각하고 구리 십자가와 사진 건판을 우라늄 염과 함께 어두운 서랍 속에 며칠간 넣어 두었다. 여기서 예상치 못한 문제가 생긴다. 인광은 햇볕 같은 '외부 에너지'를 흡수해 방출하는 것이다. 푸앵카레나 베크렐의 추측이 옳다면, 햇볕을 받지 못한 우라늄 염은 인광을 띠지 못하기 때문에 사진을 찍어 낼 수 없어야 한다. 그러나 서랍 속 우라늄 염은 여전히 알 수 없는 강한 에너지를 방출하며 함께 넣어 둔 사진 건판에 구리 십자가 문양을 찍어 냈다. 그것도 훨씬 선명하게 말이다.

이는 X선도 아니고 인광 효과도 아니다. 우라늄 염은 마치 햇볕도 없이 '스스로 에너지를 창조'해서 사진을 찍은 것 같았다. 베크렐은 자신의 실수로 미지의 에너지가 우라늄 염에 가해졌다고 생각했다. 그러나 온갖 실험을 해 보아도 우라늄 염은 스스로 방사선을 내뿜는 것처럼 보였다. 1897년 베크렐은 이 알 수 없는 현상을 발표한다. "X선이 아닌 또 다른 방사 에너지가 있다. 이를 '베크렐선'이라고 하겠다."

1897년, 딸 이렌 퀴리를 출산하고 연구에 복귀한 퀴리 부부도 이 소식을 접한다. 그들은 우라늄 염이 베크렐선을 방출할 때 미미하게 공기의 전기 전도성을 변화시킨다는 사실에 주목했다. 베크렐선의 비밀은 아마도 여기에 있을 것 같았다. 마침 피에르 퀴리는 전기 전도성을 측정할 수 있는 정밀한 도구를 발명한 사람이기도 했다.

SCENE 6

방사능의 발견과 학계의 의심

마리 퀴리는 곧바로 연구에 뛰어든다. 실험을 시작한 지 몇 주 후, 마리는 우라늄의 방사선 강도와 전기 전도성이 비례한다는 사실을 알아낸다. 우라늄 염에서 우라늄을 더욱 순도 높게 뽑아낼수록 방사선과 전기 전도성이 강해진 것이다.

마리는 온갖 방법으로 우라늄을 괴롭힌다. 우라늄을 갈고 빻고 녹이고 끓여서 전기 전도성을 측정했다. 이는 매우 중요한 실험이다. 소금은 가루가 곱고 물 온도가 높을수록 쉽게 녹듯, 형체를 바꾸거나 온도를 바꿀 때 변하는 성질은 대개 분자의 성질이다. 만약 우라늄의 형태가 변했을 때 방사능 세기도 바뀐다면, 방사능은 우라늄 원자의 성질이 아니라 분자의 성질일지 모른다.

마리는 두근두근한 마음으로 전기 전도성을 측정했다. 결과는 놀랍고 명쾌했다. 우라늄은 형태와 온도가 어떻든 같은 수준의 방사선 에너지를 방출했다. 유레카! 방사능은 우라늄 '원자'의 성질임이 틀림없다!

마리 퀴리는 훌륭한 과학자답게 한 번 더 의문을 가진다. 원자 스스로 방사선을 방출하는 현상이 오직 우라늄만의 특성이지는 않을까? 스스로 방사선을 뿜는 다른 원소는 없을까? 마리는 곧바로 다음 실험에 착수한다. 금, 세륨, 니오브, 탄탈, 산화토륨까지 각종 물질을 압전기에 올려놓고 우직하게 실험을 계속했다.

마리 퀴리는 우라늄뿐 아니라 토륨 화합물에도 방사선을 띠는 원자가 있다는 사실을 발견한다. 이를 정리해 1898년 〈우라늄 화합물과 토륨 화합물에서 방출되는 방사선〉이라는 논문을 발표한다. 학계는 난리가 났다. 2년 전만 하더라도 원자의 존재를 믿지 않는다던 물리학 교수가 있었는데 박사 학위조차 없는 무명의 과학자가 원자의 새로운 속성을 밝혀낸 것이다.

스스로 에너지를 방출하는 특성은 우라늄만의 특성이 아니기 때문에 새로운 이름이 필요했다. 마리 퀴리는 이 현상을 '방사능'이라고 칭했다. 퀴리 부부는 방사능을 발견한 공로로 1903년 노벨 물리학상을 받는다.

마리 퀴리 덕에 물리학계는 2개의 과제를 안게 됐다. 하나는 '에너지 보존 법칙이 과연 맞는가?'이다. 우라늄처럼 스스로 에너지를 방출하는 원자는 에너지 보존 법칙을 깨뜨리는 듯했다. 이는 1905년 아인슈타인이 '원자 질량 자체가 에너지로 바뀔 수 있다($E=mc^2$)'라는 사실을 밝혀 해결된다. 우라늄은 에너지를 창조하는 것이 아니라 스스로를 태워서 에너지를 발산하는 것이었다.

다른 하나는 '방사능 연구를 통해 새로운 원소를 발견할 수 있는가?'이다. 1903년 노벨 물리학상을 받기 전, 마리 퀴리는 이미 방사능 측정을 통해 새로운 원소를 발견했다. 그녀는 우라늄을 뽑아낸 화합물 찌꺼기에서 오히려 우라늄보다 4배 강력한 방사능이 측정된다는 황당한 사실을 알아냈다.

마리는 '우라늄이 아닌 어떤 새로운 원소'가 찌꺼기 속에 존재할지도 모른다고 생각했다. 이 추측은 정확했다. 화합물 찌꺼기에는 우라늄보다 훨씬 강한 방사능을 가진 미지의 원소가 숨겨져 있었다. 마리 퀴리는 이 원소에 아직 독립하지 못한, 심지어 독립할 것이라고 확신하기도 어려운 조국 폴란드의 이름을 따 '폴로늄'이라 명명한다. 그녀는 곧이어 같은 방식으로 또 다른 원소를 추출한다. 이 원소는 '라듐'이라 칭했다.

과학자들은 '방사능 발견'이라는 퀴리 부부의 엄청난 업적을 인정했다. 그러나 새로운 원소를 발견했다는 주장에는 반신반의했다. 어떤 화학자는 이렇게 말한다. "방사능 측정으로 새로운 원소를 발견했다는 보고는 실수일지도 모른다. 그저 농축된 우라늄과 착각한 것일지 누가 알겠는가. 분명한 라듐 덩어리를 가지고 와라. 그러면 믿겠다."

전 세계가 라듐의 초록빛 유혹에 빠지다

라듐을 금괴처럼 순수한 형태로 분리하는 것과 라듐을 발견하는 것은 완전히 다른 일이다. 더구나 마리 퀴리는 라듐의 존재를 확인할 수 있는 방사능 측정법과 스펙트럼 분석법을 논문에 적어 두었다. 의심스러운 사람이 직접 실험을 재현해 보면 된다. '라듐이 실존하지 않을지도 모른다'라는 식의 뻔뻔한 도발에 굳이 대답할 필요가 없다.

하지만 마리 퀴리는 지지해 줄 조국이 없고 박사 학위도 없는 가난한 여성 과학자였다. 차라리 걸죽한 라듐 덩어리를 만들어 확실하게 학계의 인정을 받는 편이 낫다고 생각한다. 마음을 먹었으니 빨리 실험을 하는 편이 좋겠다. 퀴리 부부는 소르본대학교 물리화학과 과장에게 실험실을 요청했다.

적절한 실험실은 없었다. 퀴리 부부는 한때 의과 대학에서 해부용 시신을 보관하고 실습했던, 그러다가 방치된 헛간을 실험실로 받는다. 유독 가스를 제거하기 위한 환풍구는커녕 난방도 안 되고 비도 새고 근처 농장에서 말똥 냄새까지 풍기는 곳이었다. 퀴리 부부의 실험을 보려고 찾아온 과학자들은 기겁했다. 화학자 프리드리히 빌헬름 오스트발트는 이렇게 회상한다. "나는 퀴리 부부가 없는 사이에 그들의 실험실에 도착했다. 거긴 감자 저장고와 마구간을 잇는 통로였다. 만일 화학 실험 도구를 보지 못했다면, 나는 그저 악동들이 못된 장난을 치는 곳이라 생각했을 것이다."

"이 정도면 충분합니다." 퀴리 부부는 성실하게 실험에 임했지만 작업은 고역이었다. 부부는 역청 우라늄을 갈고 깨고 침전시키고 산에 녹이고 물로 거르고 끓이며 우직하게 라듐을 분리해 나갔다. 마리 퀴리는 온갖 유해 가스를 내뿜는 역청 우라늄 용액이 담긴 가마솥을 자신의 키보다 더 큰 쇠막대기로 반복해서 휘저었다.

훗날 마리 퀴리는 순수한 라듐을 정제하는 일이 이 정도로 힘들 줄 몰랐다고 고백한다. 퀴리 부부는 역청 우라늄 속에 라듐이 적어도 1퍼센트는 있으리라 예상했지만 실제로는 0.0001퍼센트도 되지 않았다. 실험을 시작하고 꼬박 4년 만인 1902년, 부부는 염화라듐 0.1그램을 추출한다. 이만큼을 얻기 위해 8톤의 역청 우라늄과 400톤 이상의 물이 필요했다.

라듐을 분리한 퀴리 부부는 엄청난 명성을 얻었고 신중한 과학자도 라듐의 존재를 완전히 인정했다. 피에르 퀴리는 은은한 초록빛을 띠는 라듐을 강연장에 들고 와 스크린의 빛을 밝히고 필름을 인화시키며 모두를 매혹했다. 1903년 마리 퀴리의 박사 논문 심사 현장(그렇다! 마리 퀴리는 박사 학위도 없이 이 엄청난 일을 해낸 것이다)에는 발표를 들으려는 과학자와 교수, 신비한 금속 라듐을 구경하려는 일반인과 기자로 넘쳐 났다. 《뉴욕타임스》에는 '방사능'이라는 단어가 수차례 언급됐고 라듐을 판매하려는 사업가들이 줄을 섰다. 로트레크의 모델이기도 했던 현대 무용가 로이 풀러는 무대 의상에 라듐 코팅을

할 수 있을지 문의하기도 한다. 물론 마리는 너무 위험한 생각이라며 로이 풀러를 말렸다.

그리고 방사능과 라듐의 효용을 탐구한 또 다른 집단이 있었다. 의사들은 뢴트겐의 X선과 퀴리의 라듐 에너지로 암과 세균 감염을 치료할 수 있으리라 기대했다.[9, 10] 에밀 그루브Émil Herman Grubbé는 이를 가장 먼저 실천한 의대생이다. 그는 1895년 뢴트겐의 X선 발견 소식을 듣자마자 이를 유방암 치료에 쓸 수 있겠다는 기발한 생각을 떠올렸다.

에밀 그루브는 가난한 미국 이민자 출신으로 태어나 13세부터 노동을 시작한다. 첫 일은 약국 청소와 약병 닦기였다. 어린 녀석이 당차게 일도 잘하고 어깨 너머로 화학 공부까지 하자 이를 기특하게 여긴 약사는 그를 시카고 백화점장 마셜 필드에게 소개한다. 마셜 필드는 아이를 비서로 고용했고 금세 에밀 그루브의 영특함을 알아봤다. 마셜 필드는 자신이 도와줄 테니 공부를 계속해 보라고 권유한다. 용기를 얻은 에밀 그루브는 고등학교에서 야간 경비를 서며 공부했고 2년 후 당당히 시카고 의과 대학에 합격한다.

에밀 그루브는 의대에서도 두각을 나타냈다. 2학년 때부터 동료를 가르칠 자격과 환자를 진료할 권한까지 받게 됐는데 때마침 뢴트겐의 X선 실험 논문을 접한다. 에밀 그루브는 직접 X선을 방출하는 진공관을 만들고 가망이 없다고 판정받은 유방암 환자 로즈 리를 찾아간다.

"이 치료는 극히 실험적이지만 마지막 희망일지도 모릅니다."

로즈 리는 아직 의대생이자 21세밖에 되지 않은 그의 말을 믿지 못했다. 그저 최후의 수단이라 여기며 치료를 승낙한다. 로즈 리는 1896년 1월 29일부터 18일 동안 하루 1시간씩 유방암 종괴에 X선을 쏘이는 고통스러운 치료를 받는다. 다행히 효과가 있었다. 화석처럼 단단한 유방암 종괴가 물컹해지더니 쪼그라들기 시작한 것이다.[11]

SCENE 8

방사선 오남용과 차가운 칼

에밀 그루브를 필두로 의사들은 앞다투어 X선과 라듐을 치료에 적용한다. 시작은 암 치료였다. 의사들은 유방암, 후두암, 자궁경부암 종괴에 X선을 쏘였다. 환자들은 구역 구토 증상이나 머리털이 빠지는 부작용을 호소했다. 그러나 생명을 위협하는 암 덩어리는 말린 오이처럼 분명하게 쪼그라들었다.[12]

효과를 본 의사들은 다른 질병에도 X선과 라듐을 사용한다. 피부 궤양과 건선, 류머티즘 관절염과 홍반성 루푸스, 나아가 세균 감염 환자에게까지 이 '미지의 에너지'를 쏘아 댔다. 효과는 없었다. 환자들은 난청을 호소했고 오히려 피부병이 생기기도 했다. 하지만 이런 치료는 수십 년 동안 암암리에 성행했다.

의사들은 왜 이렇게 방사능에 집착했을까? 여기에는 몇 가지 이유가 있다. 당시 과학계의 화두는 빛과 전기였다. 걸출한 물리학자들 덕분에 빛의 특성은 많이 연구되어 있었다. 인간이 볼 수 있는 빛은 가시광선이고 이보다 짧은 파장은 보랏빛을 넘는 자외선, 긴 파장은

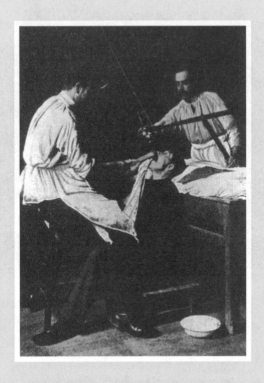

목에 방사선관을 넣고 방사선을 쪼이는 치료를 받는 후두
암 환자. (출처: Lederman, Manuel. "The early history of radiothera-
py: 1895-1939." International Journal of Radiation Oncology* Biology*
Physics 7.5 (1981): 639-648.)

빨강 밑의 적외선이라는 사실도 알고 있었다.

　　여기에 더해 파스퇴르와 로베르트 코흐의 영감 어린 연구로 각
종 감염병의 원인이 세균이라는 사실이 밝혀졌다. 세균을 죽이려면
높은 온도로 끓이거나 자외선을 쏘여 주어야 한다는 것까지 확인됐

다. 그리고 X선이나 라듐이 방출하는 방사선은 분명 자외선 이상의 에너지를 가진다. 어찌 보면 에너지 높은 X선과 라듐으로 각종 질병을 치료한다는 말이 허무맹랑하지만은 않다.

나아가 의사들에게 방사선 치료란 환자를 살릴 새로운 돌파구이기도 했다. 1900년대 의사들은 치료 허무주의에 빠져 있었다. 선배들 덕분에 감염병이 세균 때문이고 류머티즘 질환이 면역 체계 문제라는 건 알았다. 히포크라테스 시절부터 내려오는 "인간의 몸은 4가지 체질로 구성되어 있다. 이 균형이 깨지면 병이 발생하니 피를 뽑거나 관장을 해서 체액 비율을 맞춰야 한다" 따위의 거짓말은 없어진 지 오래다.

그렇지만 알면 뭐하나? 환자를 치료할 방법이 없었다. 외과 의사들은 차가운 칼을 쥐고 암 덩어리를 적출이라도 할 수 있다. 하지만 내과 의사는 감염병 환자에게 "당신의 병은 결핵입니다"라고 진단하고, 환자가 "그럼 어떻게 해야 하죠?" 물으면, 앵무새처럼 "좋은 공기를 쐬고 식사를 챙겨 드세요" 정도의 말밖에 못 했다. 허무할 따름이다.

방사선은 허무주의에 빠진 의학계에 큰 파장을 일으킨다. 자외선으로 세균을 죽일 수 있으니 세균 감염 환자도 방사선으로 치료할 수 있으리라 믿었다. 절박한 환자들도 이 방법밖에 없었다. 다행히 이 불행한 치료는 1940년대에 항생제가 나오면서 없어진다(1940년대 이후에는 오히려 항생제로 암을 치료하려는 시도가 생긴다).

이제 의사의 손에는 차가운 칼과 뜨거운 방사선, 2개의 무기가 쥐어졌다. 여기서 의문이 생긴다. 감염병 치료야 그렇다고 하더라도

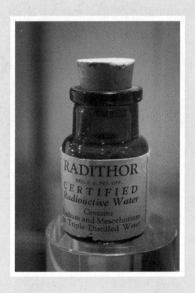

라듐이 들어간 음료를 만병통치약으로 여기는 사람도 많았
다. 대표적인 제품이 '라디토어'. 미국의 백만장자 이븐 바이
어스는 아마추어 골프 선수로 활약할 만큼 건장했지만 수년
동안 1000병 이상을 복용한 결과 51세라는 비교적 젊은 나
이에 세상을 떠났다.

암 치료는 외과 의사가 도려내는 것이 좋지 않을까? 절반 정도는 옳
은 생각이다. 하지만 당시 외과 수술을 보면 그 생각이 쏙 들어간다.
1800년대 말, 외과적 암 치료는 '완벽한 제거'에 초점이 맞춰져 있었
다. 암 덩어리만 제거하면 안 된다. 암 덩어리 근처 구조물까지 다 없
애야 한다. 외과 의사들은 결벽증에 걸린 청소부처럼 환자의 림프샘
과 근육과 혈관을 제거했다. 효과도 있었으니 반박하기 어려웠다. 그

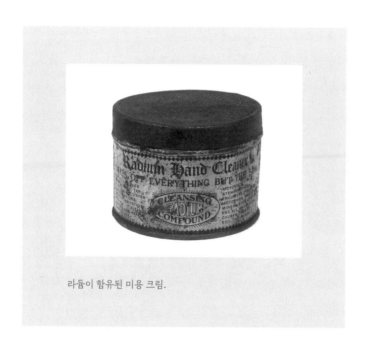
라듐이 함유된 미용 크림.

러나 완벽한 적출을 시도할 수 없는 부분도 있다. 목 속에 생긴 인후암이나 자궁에 생긴 자궁경부암은 깔끔하게 정리할 수 없다. 이런 환자들에게는 방사능이 제격이다. 의사들은 라듐이 잔뜩 담긴 일명 '마리 폭탄'이나 X선을 쏴 주는 '구부러진 방사선관'을 환자의 목구멍과 질에 집어넣어 암 치료를 속행한다.

　라듐을 향한 대중의 욕구는 의사의 집착보다 훨씬 심했다. 사람을 홀리는 은은한 초록빛 라듐이 치료 효과까지 있다니! 라듐 크림은 피부 노화 방지 화장품으로 팔렸고 라듐 가루는 신비의 명약으로 둔갑하여 부자들 식탁에 트러플 파우더처럼 뿌려졌다. 어떤 갑부는 라듐이 생명의 원천이라는 광고에 속아 매일 라듐이 섞인 물을 마시기도 했다.

결과는 자명했다. 라듐 크림을 바른 사람들은 피부병과 결막염에 시달렸고, 라듐을 마신 부자는 구강암에 걸려 사망한다. 시계 계기판을 덧칠하던 공장 근로자들은 라듐 분말이 묻은 붓을 혀로 빨아 뻣뻣하게 만들어 숫자를 그렸는데, 모두 혀암(설암)에 걸렸고 턱뼈는 녹아내렸다.

방사능은 양날의 검이다. 암세포만 죽일 수 있는 정도의 양을 쏘이면 치료가 되지만 무분별하게 난사하면 정상 세포조차 암으로 변해 버린다. 특히 라듐에서 방출되는 알파선은 피부를 직접 뚫기 어렵지만, 분말 형태로 섭취할 경우 소화 기관을 망가뜨리며 심각한 부작용을 일으킬 수 있다. 이를 깨닫는 데에는 안타까운 사건과 더 많은 연구가 필요했다.

SCENE 9

방사선의 위험은 확정적이거나 확률적이거나

이쯤이면 환풍기도 없는 실험실에서 종일 라듐을 만진 마리 퀴리가 걱정된다. 마리는 1898년부터 1934년까지 36년간 라듐을 만지며 살았다. 그녀는 역청 우라늄 분말이나 황산 가스가 튀어도 잘 보이지 않는 장점이 있다면서(!) 까만 옷을 입고 실험했다. 보호 장비는 납 치마와 천으로 만든 마스크가 전부였다.

문제는 라듐 방사선만이 아니다. 마리 퀴리는 1914년에 발발한 제1차 세계 대전에 딸 이렌 퀴리와 함께 자원한다. 그녀는 뒷좌석이 넓

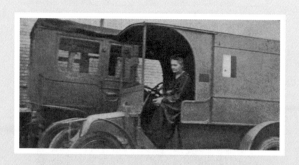

자신의 딸 이렌 퀴리와 함께 제1차 세계 대전에 지원을 나간 마리 퀴리. 그녀는 이동식 X선 촬영 장비를 트럭에 싣고 직접 운전해 전장을 옮겨 다니며 수많은 부상자 치료에 도움을 주었다.

은 차를 개조해 X선 장비를 싣고 전선에서 총탄과 폭발물 파편이 박힌 군인들을 차분하게 진단해 나갔다. 딸과 함께 수십만 장이 넘는 X선을 찍었고 이들 모녀의 도움을 받은 병사는 수만 명이 넘는다.

라듐에서 발생한 방사능과 지나친 X선 조사 모두 마리 퀴리의 몸을 해쳤다. 두 방사선은 몇 가지 부분에서 약간 다르다. 먼저 방사선에 대해서 알아야 한다. 방사선은 인간의 DNA를 망가뜨리는 높은 에너지를 갖는 '전리 방사선'과 라디오 전파와 같이 인체에 무해한 '비전리 방사선'으로 나뉜다. 가시광선의 오른쪽인 전리 방사선은 가시광선보다 파장이 짧고 에너지가 높다. 가시광선을 포함한 왼쪽 파장은 에너지가 낮은 비전리 방사선이다.

높은 에너지를 가진 전리 방사선은 X선, 감마선, 베타선, 알파선으로 나뉜다. 라듐에서는 주로 에너지가 가장 큰 알파선이 나온다.

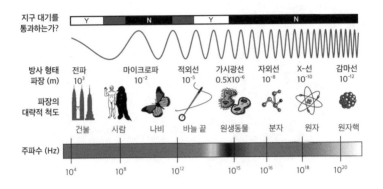

전리 방사선과 비전리 방사선.

알파선은 에너지가 큰 대신 몸 깊은 곳까지 도달하지는 못한다. 반면에 X선은 전리 방사선 중에서 가장 에너지가 약하지만 몸의 장기 속 DNA까지 쉽게 도달한다.

오랜 시간 라듐을 연구하고 지독히 많은 X선에 노출된 마리 퀴리는 전리 방사선에 노출된 대가로 각종 질병에 시달린다. 그녀의 손끝은 까맣게 물들어 갈라졌고 양쪽 눈 모두 백내장에 걸려 1920년부터 4차례 수술을 받았다. 말년에는 귀가 잘 안 들리고 이상한 소리가 나는 난청 증상을 호소했다. 결국 마리 퀴리는 1934년에 백혈병으로 사망한다(정확히는 백혈병 전 단계인 골수 이형성증일 가능성이 높다).[13, 14]

손끝이 갈라진 증상과 백내장은 라듐이 뿜는 알파선의 영향이 크다. 알파선은 몸속 깊숙이까지 도달하지는 못하지만 피부나 눈처럼 외부에 노출된 곳은 무차별적으로 공격한다. 이 사실은 당시에도 알려져 있었다. 베크렐은 순도 높은 바듐을 담은 시험관을 조끼에 넣

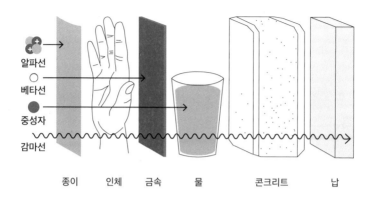

알파선
베타선
중성자
감마선

종이   인체   금속   물   콘크리트   납

여러 종류의 전리 방사선이 사물을 통과하는 정도.

었다가 화상을 입었고, 이 말을 들은 피에르 퀴리는 실험 삼아 라듐을 팔 위에 올려놓았다. 덕분에 피부 궤양이 생겨 2개월 넘게 고생했다.

난청과 백혈병은 X선에 노출되어 발생했을 가능성이 높다. X선은 알파선보다 깊은 곳을 공략한다. 귀에는 소리의 떨림을 받는 고막, 고막의 진동을 증폭시키는 작은 뼈, 그리고 이를 받아들이는 신경이 있다. X선은 깊은 귓속 작은 뼈와 신경을 망가뜨려 난청을 유발한다.[15] 백혈병도 이와 같다. 마리 퀴리가 앓았을 것으로 추정되는 백혈병은 피를 생산하는 골수에 이상이 생겨 발생한다. X선은 마치 19세기 과학자처럼 피부에서 뼈로, 뼈에서 골수로, 골수에서 세포로, 세포에서 DNA로 더 깊게 파고들어 가 이를 망가뜨리고 암을 유발했다.

라듐 알파선의 위험성은 당시에도 파악되었으나 X선의 위험성은 잘 알려지지 않았다. 이는 두 방사선의 특성과 연관이 있다. 라듐 알파선은 노출된 수준에 따라 '확정적으로 deterministic effect' 문제가 생긴다. 피에르 퀴리처럼 라듐 덩어리를 팔 위에 올려 두면 반드시 피부 궤양이 생긴다. 반대로 X선은 '확률적으로 stochastic effect' 병이 발생한다. X선을 자주 맞으면 백혈병에 걸릴 확률이 높다. 하지만 어떤 이는 X선에 많이 노출되어도 확률적으로 운 좋게 백혈병에 걸리지 않는다(물론 이렇게 칼같이 나누기는 어렵다. X선도 지나치게 많이 노출되면 피부 괴사와 같은 문제가 확정적으로 생긴다.[16] 알파선 또한 확률적인 문제를 야기할 수 있고, 에너지를 조절하면 피부를 뚫고 깊은 곳까지 도달할 수 있다. 이를 '브래그 피크 bragg peak' 효과라고 하며 1990년대부터 새로운 방사선 치료 요법으로 사용되고 있다).[17]

라듐의 알파선은 일정량 이상 노출되면 반드시 문제가 생기기 때문에 알아차리기 쉽다. 반면에 X선은 누군가에게 피해를 주지만 의외로 멀쩡한 사람도 있다. 방대한 연구가 아니라면 헷갈릴 수밖에 없다. 물론 마리 퀴리는 방사능이 이렇게 위험하다는 사실을 알고 있었어도 라듐을 연구하고 전쟁터에서 X선을 찍었을 것이다.

SCENE 10

방사능이라는 양날의 검

"지난 10년간 물리학이 이룬 발전을 생각해 볼 때, 전기와 물질 분야에서 일어난 진보는 놀라울 정도입니다." 1906년 남편 피에르 퀴리가 마차에 치여 죽고 6개월 뒤, 남편의 대학 강의를 이어받은 마리 퀴리는 이런 첫 소절로 강의를 시작했다. 거창한 추모 없이도 마리 퀴리와

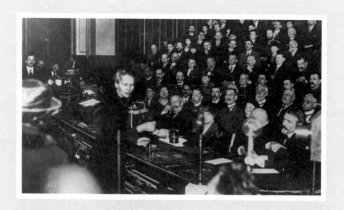

갑작스러운 사고로 피에르 퀴리가 세상을 떠나자 소르본대학교는 그의 강의를
마리 퀴리에게 부탁한다. 이렇게 그녀는 소르본대학교 역사상 첫 여성 교수가
되었다.

피에르 퀴리가 함께한 추억이 묻어난다. 헛간 같은 실험실에서 우라
늄을 녹이며 새로운 물질을 찾고 원자의 비밀을 풀던 부부의 시간은
놀라운 물리학의 진보에 녹아 있었다.

이후 마리 퀴리는 남편과 해 오던 연구를 딸 이렌 퀴리와 함께한
다. 둘은 염화라듐을 전기 분해하여 순수한 '금속 라듐'을 추출했고
이 공로로 1911년 노벨 화학상을 받는다. 그렇게 마리 퀴리는 역사
상 최초의 여성 노벨상 수상자이자 최초로 2번 노벨상을 받은 인물
이 된다.

마리 퀴리의 삶은 가질 수 없는 것들을 갖기 위해 써 내려간 증
명들이었다. 식민지국 아이는 나라를 기리며 원소 이름을 폴로늄이

라 지었고 생전에 폴란드의 광복을 보았다. 어머니가 없었던 마리는 두 딸의 어머니이자 유일한 여성 과학자로서 딸과 함께 노벨상을 받은 선구자가 되었다. 그리고 1995년 프랑스 정부는 마리 퀴리를 기리며 그녀의 묘지를 남성만 묻힐 수 있었던 판테온 국립묘지에 안장시킨다.

최초가 늘 행복하지는 않다. 최초의 통계 물리학자 루트비히 볼츠만은 자살로 생을 마감했고, 최초로 방사선 치료를 도입한 에밀 그루브는 피부암으로 생을 마쳤다. 최초로 방사능을 발견한 마리 퀴리는 방사능으로 눈과 귀를 잃고 손끝을 희생하고 결국 백혈병으로 사망했다.

방사능은 행복과 동시에 악몽을 상징한다. 한 해에만 800만 명이 넘는 환자가 방사능 치료를 받을 것이고 원자력 발전소는 도시를 비출 것이며 핵융합 연구는 물리학의 비밀을 풀 열쇠가 될 것이다. 그 이면에는 원자 폭탄의 피해와 체르노빌 잔해와 후쿠시마 원자력 발전소 폭발이 있다. 작게는 최초로 방사선 치료의 혜택을 본 로즈리와 방사선 노출로 서서히 죽어 간 마리 퀴리가 있다.

방사능의 폐해를 알린 연구 뒤에는 방사능 사고로 죽어 간 사람들의 아픔이 있다. 방사능이라는 양날의 검을 조심스레 사용하는 것이 조금이나마 그들을 추모하는 일은 아닐까. 원전 사고를 겪은 후쿠시마를 추모하는 물결에 깊이 동감한다. 하지만 '후쿠시마산 음식을 먹어서' 응원하는 안타까운 일은 부디 멈춰 주길 바란다. 희생 덕에 깨우쳤듯, 방사능 원소는 먹거나 바르지만 않는다면 스스로 태워져 없어질 우주의 작은 조각일 뿐이다.

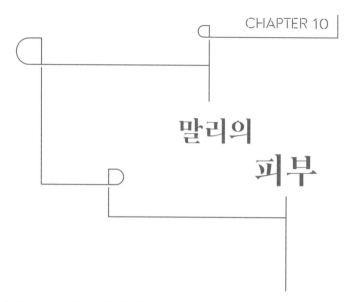

CHAPTER 10

말리의
피부

희망을 노래한 레게의 대부는 왜 암을 방치했을까?

SCENE 1

자메이카의 역사적 아픔과 말리의 탄생

버려진 섬에서 꽃이 말랐다. 레게 영웅 밥 말리(1945~1981)는 앙상한 뺨에 헐거운 청재킷을 걸치고 푸른 관에 누웠다. 추모 물결은 하늘이 붉도록 이어졌다. 밥 말리의 사인은 피부암이었다. 괴한의 총탄도 죽이지 못한 그는 겨우 발가락에서 움튼 종양에 항복해 버렸다. 암의 발견은 늦었지만 그래도 기회가 있었다. 그러나 말리는 암세포가 뇌와 폐를 정복할 때까지 방관했다. 왜 그랬을까? 무엇이 말리를 말려 죽였는가?

자메이카는 중남미 카리브해에 위치한 섬나라다. 적도 부근이라 덥고 습하다. 1494년 콜럼버스 침략 이래 스페인의 식민지였다가 영국 해적들이 강탈해 영국령이 된다. 이후 노예 무역 항구로 쓰이다 1962년에 독립한다.

한국이 남북으로 찢겨 강대국의 대리전을 했듯, 자메이카 역시 독립 후 극심한 정치 혼란을 겪었다. 90퍼센트가 넘는 자메이카 흑인들은 0.2퍼센트의 백인에게 권력을 쥐어 주고 공산주의와 자본주의의 정치 싸움을 대신했다. 길 하나를 사이에 두고 38선 같은 방벽이 쌓였다. 깡패들은 군용 칼과 AK 소총으로 무장한 채 밤마다 거리를 순찰했다.

밥 말리는 혼란스러운 시기에 태어났다. 그의 고향 자메이카 세인트앤은 1494년 위대한 개척자 콜럼버스가 첫발을 디딘 항구 도시다. 콜럼버스는 세인트앤에 스페인 국기를 꽂고 식민 선언을 했다. 그는 자메이카인에게 혹독한 사탕수수 재배를 시켰다. 수많은 이가 고된 노동에 목숨을 잃는다. 그들이 죽자 아프리카에서 흑인 노예를 실어 온다.[1] 밥 말리는 노예의 후손이다.

말리의 어머니 세델라는 노래를 잘했다. 이유는 아버지로부터 찾을 수 있다. 세델라의 아버지는 명망 높은 무당의 핏줄이다. 노예로 팔려 오기 전, 그들의 선조는 악신 듀피Duppy를 두려워했다. 엄지발가락을 문지방에 찧는 사소한 통증부터 가뭄이나 메뚜기 떼까지 모

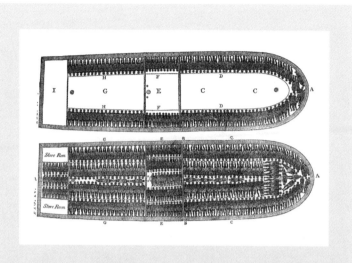

노예 무역선 단면도. 수많은 흑인이 마치 화물처럼 빼곡하게 실려 있는 것을 확인할 수 있다. 이들은 제대로 몸을 누이지 못할 정도로 좁은 공간에서 수개월에 걸친 긴 항해를 견뎌야 했다.

든 악재는 듀피의 저주라고 믿었다. 그래서 듀피를 쫓아내는 무당은 귀한 대접을 받았다. 무당은 토속 춤과 주술적 노래로 듀피가 얼씬도 하지 못하게 했다.[2] 세델라의 아버지는 선조로부터 물려받은 무당의 노래를 주문처럼 읊조렸고, 그를 따라 세델라도 악신을 쫓는 곡조를 곧잘 흥얼거렸다.

어린 세델라가 남편을 만난 건 우연이었다. 1944년 초봄, 가벼운 마음으로 시내 구경을 나간 세델라는 단단히 차려입은 영국 대위와 마주쳤다. 수도와 꽤 떨어진 세인트앤에서는 영국인을 볼 일이 드물었다. 세델라는 호기심에 그를 힐긋거렸고 이제 막 자메이카에 부

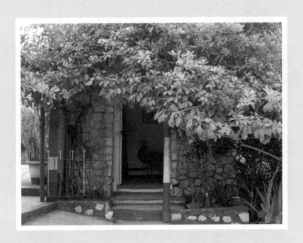

자메이카 세인트앤에 위치한 말리의 생가. 지금은 그를 기리는 박물관으로 활용되고 있다. (출처: david_e_waldron)

임한 영국 대위도 그녀에게 관심을 보였다.

　그 백인 대위의 이름은 노발 말리다. 식민지 관리를 위해 영국에서 갓 파견된 참이었다. 서로를 궁금해하던 둘은 이내 사랑에 빠졌고 아이를 가진다. 세델라의 임신을 알게 된 그녀의 아버지는 노발대발했다. 노발 말리를 자기 딸의 연인으로 인정할 수 없고 당장 아이를 지워 없애야 한다고 소리쳤다. 세델라는 할아버지네로 급히 도망쳤고 노발 말리에게 아이가 위협받고 있다고 전했다.

　세델라는 곧 붙잡힌다. 그녀의 아버지는 "너는 열여덟이고 노발 말리는 오십이 넘었다. 올해 막 전출 온 백인 늙은이와 무슨 결혼이냐"면서 둘 사이를 강력하게 반대한다. 소식을 접한 노발 말리는 허겁지겁 세델라의 집에 도착해 그녀의 아버지와 몇 시간 동안 격한 논쟁을 벌인다. 둘은 그해 6월에 결혼하기로 극적인 합의를 본다.[3]

결혼은 순탄치 못했다. 세델라는 눈총을 받으며 식을 준비해야 했고 노발 말리의 집안은 식민지 흑인 여성과 결혼하겠다는 아들의 상속권을 박탈해 버린다. 이듬해 2월, 절망적인 상황에서 아이가 태어난다. 노발 말리는 아이 이름을 로버트 네스타 말리로 지었다. 백인 귀족 아버지와 흑인 노예 후손 어머니 밑에서 태어난 네스타는 훗날 '희망을 노래한 밥 말리'로 불리게 된다.

SCENE 2

가난과 위험 속에서 울음을 외치는 사람들

"도대체 누가 네 얼굴에 상처를 낸 거니?" 밥 말리는 어머니의 질문에 대답하지 않았다. 둘은 정부가 지정한 빈민촌에 살고 있었다. 말리의 아버지는 한 달에 한 번 정도 찾아왔으나 이내 그마저도 뜸해졌다. 그는 말리가 10세가 되던 무렵 유산 없이 사망한다. 말리와 어머니는 가난을 벗어나고자 수도 킹스턴으로 이사한다. 직업도 돈도 없던 모자는 빈민촌에 정착할 수밖에 없었다.

빈민촌은 거칠었다. 정치 깡패 삼촌을 둔 아이는 8세 때부터 권총 쥐는 법을 배웠고 비포장도로로는 탱크가 지나다녔다. 판자가 부족해 직접 판 굴에서 사는 사람과 드럼통이 집인 아이, 부촌 쓰레기통을 뒤져 점심을 해결하는 고아가 흔한 풍경이었다. 치안은 말할 것도 없다. 말리네 옆집 양아치는 여자 친구가 바람을 피웠다면서 밤새 그녀를 파이프로 두들겨 팼다. 여자는 소리를 지르다가 죽었고 경찰은 오지 않았다.

환경이 암담하다 보니 어머니는 제법 깊어 보이는 말리의 흉터를 가볍게 넘길 수 없었다. 동네 건달의 협박을 받은 건지, 왈패가 쏘아 댄 총알 파편에 다친 건지 알아야 했다. 말리는 끝내 대답하지 않았다. 다행히도 친구와 다투다가 생긴 상처였다. 말리는 말했다. "친구가 한 짓이라고 하면 그 아이를 나쁘게 볼까 봐 두려웠어요. 우린 친하거든요."

아이들은 의리 있는 말리를 좋아했다. 말리는 총을 쥐는 대신 오렌지 껍질과 사탕수수 가지로 만든 공으로 축구를 했고 노래를 불렀다. 참담한 곳에서 울린 음악이었다. 1960년대 자메이카에서는 리듬 앤드 블루스Rhythm and Blues를 변형한 장르인 스카Ska가 유행했다. 디제이들은 커다란 스피커를 가지고 와 빈민가에 천막을 치고 노래를 틀었다. 공연장은 발 디딜 틈 없이 만석이었고 그 속에 말리와 친구들도 끼어 있었다.

말리는 낮에는 용접을 배우고 밤에는 화음을 맞추며 노래 연습을 했다. 소년은 15세가 되던 해에 어머니에게 교과서를 주며 말한다. "이건 다른 아이에게 주세요. 학교는 그만 다닐래요. 전 음악을 할 거예요."

어머니는 말리가 깡패로 크지 않아 안도했지만 공부를 그만두겠다는 선언 때문에 걱정한다. 말리는 걱정도, 교육도 필요 없다고 했다. 그는 밴드 '웨일러스the Wailers(울음을 외치는 사람들)'을 만들고 가사

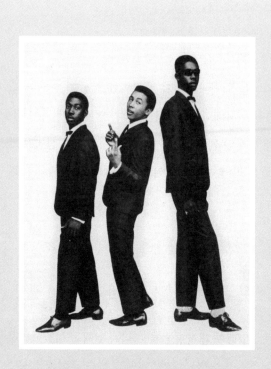

초창기 웨일러스의 앨범 표지에 사용된 사진. 풋풋했던 소년 시절의 멤버들 모습을 확인할 수 있다. 왼쪽부터 버니 웨일러, 밥 말리, 피터 토시. (출처: Bob Marley Instagram)

로 답한다.

그들은 자메이카를 식민지로 만든 콜럼버스가 위대하다고 가르쳤어. 그들은 노예 무역을 했던 해적 홉킨스가 대단하다고 가르쳤어. 그러니 젊은이들이 배우려 하지 않는다고 비난할 수 없어. 젊은이들은 바보가 아니거든.

_⟨젊은이들을 탓하지 마^{You can't blame the youth}⟩(1973)

밥 말리는 외할아버지와 어머니가 악신을 쫓는 무당의 노래를 부르듯 지독한 자메이카의 현실을 지워 낼 치유의 음악을 울었다. 변방 약소국 노래인 레게를 전 세계에 유행시키고 짐바브웨 독립운동에 불을 붙인 '밥 말리와 웨일러스'는 그렇게 탄생했다.

SCENE 3

전 세계를 뒤흔든 말리와 레게의 철학

매니저 돈 테일러가 대기실 문을 거칠게 열며 소리쳤다. "진짜로 비틀스랑 롤링 스톤즈가 왔다니까? 에릭 클랩튼도 선물을 보냈어!" 말리가 말했다. "이봐, 흥분 좀 가라앉혀. 우린 말쑥한 드레드잖아."

1975년 여름, 말리는 대마초를 깊게 들이쉬고 LA 록시 공연장에 올랐다. "여러분을 축복합니다. 아주 오래전부터 말이죠." 그는 ⟨여인이여, 울지 말아요^{No woman, No cry}⟩와 ⟨난 보안관을 쐈어^{I shot the sherrif}⟩를 불렀다. 몇몇은 아이를 안고 찾아와 말리에게 기도를 요청했다.[4] 웨일러스가 결성된 지 12년째 일이다.

1962년 자메이카는 독립했고 웨일러스는 그다음 해에 데뷔했다. 밥 말리는 17세였다. 말리와 친구들은 여전히 악취가 흐르는 빈민가에 살았고 자메이카의 이념 갈등은 심해져만 갔다. 나라가 반으로 쪼개져 다투니 경제가 회복될 리 없다. 젊은이는 싸우고 시장은 불안하고 모두가 가난했다. 6·25 전쟁처럼 강대국이 대놓고 개입하지도 못했다. 1962년 쿠바 미사일 위기 때문이다.

　　미국과 소련은 서로에게 미사일을 겨누고 아슬아슬한 힘겨루기를 했다. 미국은 터키와 이탈리아에 주피터 탄도 미사일을 배치함으로써 마음만 먹으면 언제든 소련을 타격할 수 있었다. 반면 소련은 미국에 닿는 미사일이 별로 없었다. 설치할 곳도 마땅치 않았다. 미국의 우방 세력인 캐나다에 미사일을 배치하기는 요원했고 멕시코에 설치하자니 너무 티가 났다. 실제로 전쟁이 터지면 무조건 진다. 위기를 느낀 소련 정치인들은 중남미 쿠바에 군대와 핵을 배치하자고 제안했다. 때마침 44세의 애송이 케네디가 미국의 대통령이었다. 그를 얕본 소련 주석 흐루쇼프는 의견을 수렴해 쿠바에 군대와 미사일을 보낸다. 제3차 세계 대전을 일으킬 뻔한 1962년 쿠바 미사일 위기다.[5]

　　쿠바 위기는 소련이 한발 물러나 군대와 미사일을 철수시키면서 끝난다. 전쟁은 피했지만 긴장은 남았다. 쿠바 사태를 계기로 미국은 자신들의 뒷마당, 중남미에 지대한 관심을 갖게 된다. 당시 프리다 칼로와 같은 일부 중남미 지식인은 공산주의 혁명을 꿈꿨다. 그들은 바나나 전쟁banana war 등으로 오랫동안 중남미를 수탈해 온 미국에 대해 반감을 가지고 있었다. 이런 어수선한 시기인 1962년에 독립한 자메이카에서도 사회주의가 정권을 잡는다. 쿠바 위기 전까지만 해도 뜨뜻미지근한 반응을 보인 미국은 자메이카가 제2의 쿠바가 될까 봐 놀랐고 경계했다. 하지만 자메이카를 직접 압박할 수는 없었

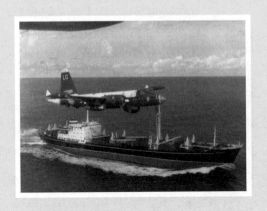

1962년, 쿠바 미사일 사태 당시 미 해군의 순찰기가 소련 화물선 상공을 비행하는 모습. 미국은 남미를 너무 쉽게 생각했다. 먼로 독트린이나 파나마 운하 등으로 충분히 통제하고 있다고 믿었기 때문이다. 그래서 쿠바 미사일 사태는 더 큰 충격이었다.

다. 그 핑계로 소련이 또 핵미사일을 들고 쫓아올지 모르니 말이다.

미국은 겉으로 점잖은 척하며 뒤로는 CIA를 동원해 한쪽 정당이 우위를 점하지 못하도록 수작질하는 것이 최선이었다. 자메이카는 강대국의 정치질에 끼어 가난할 수밖에 없었다. 말리와 빈민가 친구들이 이런 국제 정서를 읽었을 리 없다. 하지만 그들은 가장 먼저 느꼈다. 우는 여인과 팔 잃은 나그네, 방화와 갈등은 빈민가를 뱀처럼 감쌌고 밥 말리는 가사를 썼다.

머리를 감싸고 우는 여인이 있어요. 그녀의 아들이 눈먼 총알에 맞아 죽었다고 하더군요. 오, 그녀는 울고 있었어요. 그녀는 외쳤죠. '존은 좋은 아이였어!' 저도 알아요. 존은 좋은 아이였어요.

_〈조니는 Johnny was〉(1976)

밥 말리는 피부색 차별이 싫었다. 붉은 피는 흑인이 흘렸고 창백한 백인은 박쥐처럼 이득을 챙겼다. 부조리는 오랜 녹처럼 고착되어 매끈하게 닦아 내기에는 너무나 타락했다. 말리는 위대한 흑인 지도자가 탄생해 흑인을 이끌고 새로운 땅에서 새롭게 시작해야 부조리가 없어질 거라고 생각했다. 그는 '라스타파리 Rastafari'에 귀의한다.

라스타파리는 아프리카에서 태어난 흑인 메시아가 고통받는 동포를 구원하리라는 믿음을 가진 종교다. 라스타파리 교인은 신체를 훼손하지 않는다는 교리에 맞춰 머리카락을 길게 땋아 늘어뜨렸고 명상을 위해 대마초를 피웠다. 말리는 이에 순응했고 라스타파리는 그의 새로운 상징이 된다(라스타파리는 대마초를 '간자' '허브' '카야'라고 불렀다. 그들은 대마초 흡연이 자메이카의 오랜 전통이며 이를 마약으로 지정하는 행위는 문화를 짓밟는 서구의 폭력이라고 주장한다).

라스타맨(젊은 라스타파리 교인들은 스스로 이렇게 불렀다)이 된 말리와 웨일러스는 비극을 거름 삼아 무섭게 성장했다. 웨일러스의 음악은 레슬리 콩과 같은 실력 있는 프로듀서들을 거치며 '레게'라는 새로운 장르로 거듭났고 말리의 사상에 빠진 젊은이들은 기꺼이 라스타맨이 됐다. 자메이카는 밥 말리와 레게로 들썩였고 웨일러스의 음악은 영국과 아일랜드를 통해 세계로 전파됐다.

열광적이었다. 유럽과 미국은 독특한 헤어스타일로 근사한 리들을 들려주는 밥 말리 일당에게 흠뻑 빠진다. 시기도 적절했다. 서구의 젊은이들은 지긋지긋한 냉전에 지쳐 히피가 됐다. 히피는 평화를 외쳤고 덧없는 베트남 전쟁에 반대했다(지금의 수많은 IT 거물들은 어릴 적 히피 문화의 세례를 받았는데 스티브 잡스가 대표적이다). 때마침 말리가 폭력을 반대하고 자유를 외치는 신선한 음악을 가지고 왔다. 세계 반전 시위 현장마다 밥 말리의 〈잠에서 깨, 떨치고 일어나Get up, Stand up〉가 울렸다.

> 잠에서 깨, 떨치고 일어나. 너의 권리를 위해 우뚝 서. 잠에서 깨,
> 떨치고 일어나. 자유를 위한 전투에서 물러서지 마.
> _〈잠에서 깨, 떨치고 일어나〉(1973)

말리와 웨일러스는 인기에 힘입어 순회공연을 연다. 공연은 독일 뒤셀도르프에서 시작해 파리, 런던으로 이어졌다. 음악이 흐르자 장벽을 지키던 독일군은 총을 내렸고 표를 구하지 못한 관객은 발맞춰 노래를 따라 불렀다. 1976년, 미국의 대중문화 잡지 《롤링스톤》은 밥 말리와 웨일러스를 올해의 밴드로 선정했고 미국인들은 비틀스 대신 레게를 들었다. 말리의 드레드락Dreadlocks 헤어스타일은 '레게 머리'라고 불렸고 이주 흑인들은 말리처럼 머리를 땋아 내렸다.

자메이카 정부는 다른 의미로 그를 주목했다. 정치가는 말리를 두려워했다. 그는 세계에게 가장 유명한 자메이카인이자 반정부주의자다. 민중당과 노동당 모두 말리를 반기지 않았다. 정부가 관리한 라디오는 에릭 클랩튼이 편곡한 〈난 보안관을 쐈어〉는 틀어 줬지만

말리의 원곡은 방송을 금지시키는 우스운 일도 생긴다. 화가 난 말리는 축구 스타 스킬 콜과 함께 방망이를 들고 방송국을 찾아가기도 했다. 갈등은 고조됐고 사건이 터진다.

누가 밥 말리를 쏘았는가

젖은 수건도 마르지 않을 끈적한 밤이었다. "밥 말리가 피격되었습니다. 매니저 돈 테일러는 과다 출혈로 의식이 없고 아내 리타는 머리에 총을 맞았습니다."

"누가 말리를 쏬는가Who shot the Marly" 1976년 12월 4일, 자메이카의 일간지들은 밥 말리의 기사로 도배됐다.

말리와 웨일러스는 공연을 준비하고 있었다. 파벌 정치는 극에 달했고 자메이카는 웃음을 잃었다. 말리는 자선 공연을 하고 싶다며 문화부 장관을 찾았다. "그러니까 우리는 자메이카인에게 조금 이른 크리스마스 선물을 드리려는 거예요." 반대할 이유가 없었다. 밥 말리와 웨일러스의 자선 공연 '스마일 콘서트'는 1976년 12월 5일로 잡히게 된다.

공연 이틀 전이었다. 웨일러스는 호프 로드 56번가에 위치한 말리의 집 뒤편 작업실에서 연습하고 있었다. 자메이카는 아직 후끈한 12월 초였고 작업실은 풍성한 베이스 소리와 말리의 날숨, 리타의 화음으로 축축했다.

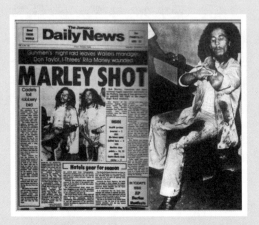

자메이카의 일간지 1면을 장식한 말리의 피격 소식. 출혈이 상당한 말리의 모습을 통해 당시 긴박했던 상황을 유추할 수 있다. (출처: Rastafari Movement)

벌컥 문이 열리고 청량한 총소리가 들린 건 그때였다. "탕탕탕!" 장대비 같은 총탄이 쏟아졌다. 총성이 멎자 괴한은 도주했고 바닥에는 끈적한 혈액만 흘렀다. 사망자는 없었다. 말리는 가슴과 팔에 총탄이 스치는 부상을 입고 병원에 실려 간다.

누가 말리를 쐈는가? 총격범은 도망갔고 증거도 없었지만 모두가 정부를 의심했다. 당시 정권을 잡은 민중당은 민심을 잃었다. 그들은 선거 유세에 말리를 이용하려는 음습한 계획을 짰다. 민중당은 스마일 콘서트 10일 뒤에 선거를 한다고 발표했고 말리의 공연이 마치 민중당의 지지 유세인 양 보이도록 꾸몄다.

말리는 누구도 지지하지 않았다. "제가 백인도 흑인도 아니듯, 저는 민중당도 노동당도 지지하지 않아요. 제 유일한 정부는 라스타파리입니다. 가난한 이의 종교죠." 하지만 노동당은 몹시 불안했다. 이번 선거에서 지면 언제 정권을 잡을지 기약할 수 없었다. 그들은 자선 공연을 그만두라며 말리를 협박했다. 말리는 꿈쩍도 하지 않았다. 그리고 공연 2일 전 총격을 당한다.

공연이 예정된 12월 5일, 치료를 받은 말리는 킹스턴 공연장이 내려다보이는 스트로베리힐에 올랐다. 웨일러스와 원로 라스타맨, 가족들은 콘서트를 감행할지 말지 격렬히 논쟁했다. 말리는 공연장으로 몰려드는 자메이카인들을 말없이 지켜보고 있었다.

"지금 내려갈게. 기타를 준비해." 말리와 웨일러스는 예정된 노래를 불렀다. 인구 300만 명 중 10만 명이 공연장을 찾았다. 말리는 마치 사자 같았다. 그는 옷섶을 풀고 이틀 전 당한 총상을 당당히 드러냈다. 어떤 폭력도 말리 앞에서는 무력해 보였다.

SCENE 5

붉은 발톱에서 시작된 피부암

"발가락을 잘라야 합니다." 의사가 말했다. "무슨 소리요? 이건 축구를 하다가 다친 거라니까. 그저 오랫동안 곪고 아파서 왔을 뿐이라고." 말리가 답했다. 상황은 말리의 소원처럼 낙관적이지 못했다.

말리와 웨일러스는 '스마일 콘서트'를 끝으로 자메이카를 떠나

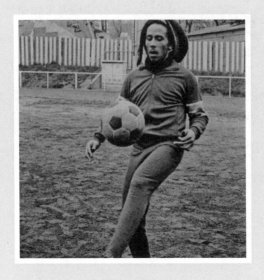

어렸을 때부터 대단한 축구광이었던 말리. 공을 차면 모든 것을 잊을 수 있었다고 한다. 심지어 웨일러스 멤버들은 말리와 함께 다른 아마추어 축구 팀과 시합을 벌이기도 했다.
(출처: marca.com)

미국에서 공연했다. 말리는 짬이 날 때마다 취재차 방문한 기자들과 축구를 하며 시간을 보냈다. 흥분한 프랑스 기자가 깊은 태클을 건다. 말리는 넘어지면서 엄지발가락을 다친다.

이 부상을 대수롭지 않게 여긴 그는 멍든 발가락을 싸매고 공연을 했다. 순간 심각한 통증이 찾아왔다. 리타는 놀라 소리쳤다. "여보! 당신 부츠가 피로 젖었어!" 말리의 상처는 당최 나아질 기미를 보이지 않았다. 발톱이 빠지고 곪더니 이내 걷기도 힘들었다. 순회공연은 중단되었고 말리는 병원에 간다.

의사는 말리의 살갗 일부를 채취했다. 병리 검사 결과가 나왔다. 피부암이었다. 정식 명칭은 말단흑색점흑색종Acral Lentiginous Melanoma이다.[6] 말 그대로 손이나 발과 같은 신체 말단Acral에 까만 점 모양Lentiginous 병변이 생기는 피부암Melanoma이다.

말단흑색점흑색종은 다른 피부암보다 진단이 늦다. 헷갈리기 때문이다. 발가락이나 손가락을 다치면 까맣게 피가 찬다. 심하면 발톱이나 손톱이 빠지기도 한다. 하지만 대부분 기다리면 낫는다. 말리도 비슷했다. 축구를 하다가 발가락을 다쳤고 피가 차서 발톱이 빠졌다고 생각했다. 그랬기 때문에 연고를 바르며 대충 치료한다. 병원을 찾았을 때는 병이 상당히 진행된 상태였다.

진단이 늦어졌던 더 중요한 이유가 있다. 의학은 백인 의사가 백인 동료를 치료하기 위해 발전했다는 사실이다. 인종 차별을 논하려는 것이 아니다. 피부암 종류는 다양하다. 백인에게 흔한 피부암은 표재확산흑색종Superficial Spreading Melanoma과 결절흑색종Nodular Melanoma이다.[7] 말리가 걸린 말단흑색점흑색종은 백인에게 드물다. 의학을 주도한 백인 사이에 말단흑색점흑색종 환자가 적으니 연구가 덜 됐고 익숙하지도 않았다.[8] 더구나 말단흑색점흑색종의 조직학적 분류는 1976년에 정립됐다.[9] 의사는 말리의 병이 흑색종Melanoma인 것은 맞췄지만 말단흑색점흑색종인 것은 몰랐을 거다.

피부암은 자외선에 취약한 멀건 피부를 가진 백인이 걸리는 병이다. 애초에 유색 피부의 사람은 피부암에 잘 걸리지 않는다. 하지만 이들에게 피부암이 생긴다면 50퍼센트가량이 말단흑색점흑색종

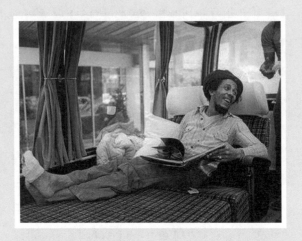

엄지발가락을 치료하고 붕대를 싸맨 말리. 하지만 이러한 치료는 임시방편일 뿐이었다. (출처: quora.com)

이다. 밥 말리의 오른쪽 엄지발가락에 똬리를 튼 그 병이다.

말리는 괴로웠다. 라스타맨은 신체를 훼손하면 안 된다. 그는 단발령을 거부한 조선 사대부처럼 머리카락마저 사자 같이 치렁치렁 길렀다. 그런데 발가락을 자르라니. 말리는 고뇌한다. 여태껏 믿어온 나의 신은 왜 내게 빌어먹을 암을 줬을까. 교리와 어긋난 치료를 받아야만 하는 병을 내리고 나를 시험하는 걸까?

그는 수술 없이 발가락을 치료할 방도는 없는지 수소문한다. 자메이카의 용한 약초 치료사를 찾아가고 과거 총격 때 웨일러스를 치료한 의사도 만나 보았다. 돌아온 답은 수술뿐이었다. 결국 말리는 마이애미 시더스 병원에서 수술을 받는다.

말리와 의사 간에 어떤 논의가 오고 갔는지는 알 수 없다. 분명한 사실은 말리가 받은 수술이 충분치 않았다는 것이다. 진행된 말단 흑색점흑색종은 엄지발가락 전부와 발 일부First ray를 제거해야 한다. 림프샘도 깔끔히 긁어내고 꾸준한 투약이 필요하다. 하지만 말리는 발톱 뿌리와 피부 일부만 제거하는 수술을 받는다.

말리를 갉아먹은 암세포와 사이비 치료

조금 어설펐다. 말리는 충분치 못한 수술을 받았다. 조언에 따라 교리가 금지한 돼지고기도 약간 먹는다. 몸도 어느 정도 회복했다. 공연은 적당한 수준에서 소화됐고 진통제를 먹으면 공도 찰 수 있었다. 물론 의사는 암세포를 퍼뜨릴 수 있으니 절대 축구를 하지 말라고 했다.

그럭저럭 지내던 말리와 달리 암세포는 무서운 기세로 그의 몸을 잠식해 갔다. 발가락은 신발 속에서 늘 전쟁 중이었다. 목은 쉬이 쉬어 불쾌한 쇳소리를 냈다. 짜증 내는 횟수도 늘었다. 하루는 동생에게 심한 폭언을 쏟는다. 다음 날 화를 내며 친구를 좁은 방에 가둔다. 동료는 걱정했다. "그건 말리가 아니었어요. 그는 늘 의리 있는 라스타맨이었거든요. 우리는 악신 듀피의 장난 때문에 말리가 폭력적으로 변했을지도 모른다고 생각했죠."

말리는 가장자리부터 젖어 가는 악보처럼 회색빛으로 생기를 잃고 눅눅히 지쳐 갔다. 1980년, 결국 탈진해 쓰러졌고 모든 공연은 취소된다. 말리는 뉴욕 메모리얼 슬론케터링 암센터에서 정밀 검사를 받는다. "암이 전신에 퍼졌습니다. 위와 폐는 물론이고 뇌까지 전이됐습니다. 가망이 없습니다."

총알도 이겨 낸 말리는 좁쌀 같은 암세포와 희망 없는 사투를 이어 갔다. 가장 악질은 절박한 환자를 등쳐 먹는 사기꾼이다. 미라처럼 푸석해진 말리는 광대를 불쑥 드러낸 채 부축을 받으며 알프스 산자락 이젤스 치료 센터에 들어간다.

요제프 이젤스 Josef Issels는 사기꾼이다. 그는 식이 조절과 고온 요법으로 암을 조절할 수 있고 심리 치료로 가망 없는 환자를 살릴 수 있다고 선전했다. 1961년에 이미 사기 및 살인 방조 혐의로 기소된 전적이 있다. 절망에 빠진 사람은 다른 방도가 없다. 말리는 지푸라기를 잡는 심정으로 1980년 말 요제프 이젤스에게 치료를 맡긴다. 데일 것처럼 뜨거운 열 치료와 지나치게 편협한 식이 요법을 받으며 병이 낫기를 기대한다.

무심한 신은 말리를 외면했다. 이젤스조차 가망이 없다는 판정을 내린다. 죽음은 호흡을 어지럽혔다. 말리와 가족은 마이애미로 돌아간다. 아내 리타는 곁에서 라스타식 찬송을 불렀고 어머니 세델라는 무릎을 꿇고 기도했다. 말리는 말한다. "어머니, 나 때문에 울지 마세요. 그저 가까이 와 주세요. 좀 더 가까이." 목소리는 웅얼거리다가 스러졌다.

그대여, 울지 말아요. 그대여, 울지 마세요. 나는 우리가 앉은 자리를 기억해요. 정부가 쳐 놓은 빈민가 울타리였죠. 그곳에서 위선자

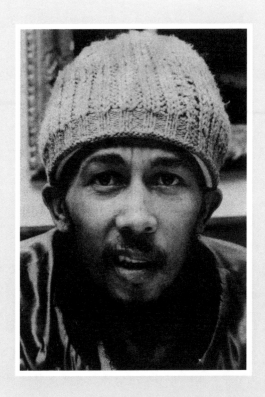

1981년 3월, 무척 쇠약해진 말리의 모습. 충분하지 않은 수술과 적절하지 않은 요제프 이젤스의 치료는 말리의 암을 더 악화시킬 뿐이었다. (출처: blogs.20minutos.es)

를 지켜보고 다정한 사람과 섞이기도 했어요. 친구를 얻고 잃기도 했죠. 아픈 과거였지만 끝에는 행복이 있네요. 그러니 눈물을 거둬요. 그대여, 울지 말아요.

_〈여인이여, 울지 말아요〉(1974)

1981년 5월 11일, 말리는 숨을 거둔다. 이른 죽음이었다. 남은 이는 하얀 꽃을 꺾고, 떠난 이는 푸른 청동 관에 누웠다. 말리는 청재킷을 입은 채 기타를 쥐었고 늘어뜨린 머리에는 실로 뜬 왕관이 씌워졌다. 얼굴은 고요했다. 가족과 친구들은 불리지 못한 노래로 경야를 치렀다.

적절한 치료 대신 신의 편애를 받다

말리는 죽어서야 자메이카로 돌아왔다. 장례는 국장으로 치러졌다. 운구차는 말리의 추억을 역행하며 고향으로 향했다. 차는 말리가 총격을 입었던 호프 로드 56번가를 지나 청년기에 빈민가 친구들과 화음을 맞추던 킹스턴을 거쳐 유년기를 보낸 고향 세인트앤에 멈춰 섰다. 자메이카인들은 말리의 자취가 남은 도로에 옷과 종려나무 가지를 깔고 그를 추모했다.

겨우 37세였다. 그가 살아 있다면 2021년에 76세다. 적절한 진단과 치료를 받았다면 어땠을까. 그가 앓은 말단흑색점흑색종은 당시에 진단이 어렵고 치료도 힘들었다. 지금은 한결 수월하다. 피부학은 현대 의학의 가장 큰 화두인 인공 지능Artificial Intelligence, AI 진단과 면역 항암제, 둘 모두의 강력한 수혜를 받고 웨일러스처럼 컸다.

인공 지능 진단은 주로 합성곱 신경망Convolution Neural Network, CNN을 기반한 딥러닝Deep Learning으로 한다. 많은 정보를 학습한 알고리즘이 스스

로 판단하고 오류를 수정해서 질병을 진단한다. 이세돌을 이긴 알파
고도 정보를 학습하고 스스로 판단해 바둑을 두는 알고리즘이다(알
파고는 강화 학습Reinforcement Learning 으로, 의학에서 주로 사용되는 기계 학습과는 조금
다르다).

피부 질환은 알고리즘을 학습시키기에 좋다. 엄청난 양의 피부
질환 사진이 축적되어 있기 때문이다. 피부과 의사들은 흔한 질환부
터 희귀병, 모호한 피부 병터를 공유하는 데이터 센터를 만들어 두었
다. 실력 있는 프로그래머와 연구자는 충분한 데이터가 확보된 피부
질환에 관심을 가지고 뛰어들었다. 결과는 훌륭했다. 알고리즘은 96퍼
센트 이상의 정확도로 병을 진단한다.[10]

면역 항암제도 비범한 혁신이다. 암 치료 표준은 수술, 화학 항
암제, 방사선 치료다. 이제 면역 항암제도 든든히 한 축을 맡는다. 면
역 항암 요법은 2000년대에 급부상했다. 면역 항암제는 암세포가 번
지는 기전을 초기에 막는다.

암세포는 정상 세포인 양 면역 체계를 속이고 구석구석 퍼진다.
이를 면역 회피라고 한다. 면역 항암제는 교활한 암세포가 회피하지
못하도록 경비를 강화하고 암을 말려 죽인다. 말리와 같이 전신에 암
세포가 퍼진 환자를 치료하기도 한다. 면역 항암제의 발전에 공을 세
운 제임스 앨리슨과 혼조 다스쿠는 2018년 노벨 생리의학상을 받는
다(물론 면역 항암제는 만병통치약이 아니다. 하지만 전신에 암이 퍼진 4기 암 환
자에게는 몇 없는 희망이다).[11]

말리의 암은 너무 이른 나이에 찾아왔다. 말단흑색점흑색종은
대개 60대에 발생한다.[12] 그가 암에 걸릴 망할 운명이었다고 하더라

도 60대에 병이 생겼다면 신의료의 혜택을 받았을 것이다. 그래서 더 안타깝다. 신은 특별히 사랑하는 사람이 속세에 아름답게 기억되길 원해 일찍 데려간다고 한다. 말리는 신의 지독한 편애를 받았다.

SCENE 8

울음을 노래하다, 희망을 노래하다

1978년 암으로 고통받던 말리에게 연락이 온다. "자메이카를 위해 노래를 불러 줘. 화합의 콘서트를 열자." 클라우디 마솝이 말했다. 그는 말리와 함께 빈민가에서 유년을 보냈지만 끝은 달랐다. 말리는 희망을 노래하는 전설이 됐고, 마솝은 끔찍한 폭력단 우두머리로 컸다.

말리가 총을 맞고 '스마일 콘서트'를 연 지 2년 뒤였다. 자메이카는 웃음을 찾지 못했고 갱단은 민중당파와 노동당파로 갈려 격하게 전투했다. 거리가 불탔고 소방관마저 총격을 입는다. 결국 갱단 두목들이 옥에 갇힌다. 감옥에서 만난 두목 마솝과 버키는 총질을 멈추고 진솔한 대화를 나눈다. 그들은 자신이 그저 정치 꼭두각시였음을 자각한다. 둘은 화합을 약속했고 말리에게 중재를 부탁한다.

말리는 자메이카로 돌아와 '원 러브 콘서트'를 연다. 찬란한 보름달 밑에서 일어난 기적이었다. 두 파로 갈려 싸워 온 자메이카인들은 희망으로 뒤섞여 노래를 불렀다. 말리는 민중당 총수 마이클 맨리와 노동당 총수 에드워드 시가를 무대 위로 불러 악수를 시켰다. "우리는 화합해야 해요. 그것이 국민의 뜻이죠. 당신들은 그걸 지켜야 합니다."

병이 악화되던 1980년에도 기쁜 소식은 있었다. "오랫동안 투쟁해 온 짐바브웨가 드디어 독립합니다. 1980년 4월 17일, 첫 독립 기념식이 열려요. 참석해 주실 수 있나요? 부탁드립니다." 말리는 감격했다. "가겠습니다. 우리에게 필요한 비용은 제가 다 내지요."

1978년, 말리는 에티오피아에서 열린 아프리카 해방 집회에 참석할 기회가 있었다. 그곳에서 그는 아프리카 대부분의 나라가 형식적으로 독립했을 뿐 여전히 백인 정치인의 대리 통치하에 굴러간다는 사실을 알게 된다. 말리는 충격을 받고 노래 〈짐바브웨Zimbabwe〉를 쓴다(짐바브웨라는 국가명 자체가 혁명이다. 1980년 독립 전에는 영국 정치가 '세실 로즈의 나라'란 뜻의 '로디지아'라고 불렸다).

팔짱을 끼고, 팔짱을 끼고. 우리는 사소한 울분으로 싸울 거야. 그것이 유일한 길이지. 형제여, 네가 맞아. 네가 정말 맞아! 우린 싸울 거야. 권리를 위해 싸울 거야! 짐바브웨라는 새로운 이름으로 새롭게 시작할 거야. 아프리카의 자유는 짐바브웨로부터 올 거야.

_〈짐바브웨〉(1979)

〈짐바브웨〉는 1979년 발표됐고 아프리카 전역에 폭발적으로 번졌다. 노래는 민족 독립군 군가로 쓰였고 투쟁에 불을 붙였다. 이듬해 1980년 4월, 짐바브웨는 마침내 진정한 독립을 성취한다. 그들은 잊지 않고 말리에게 초대장을 보낸다.

동료들은 짐바브웨에 간다는 말리를 걱정했다. 말리는 죽어 가

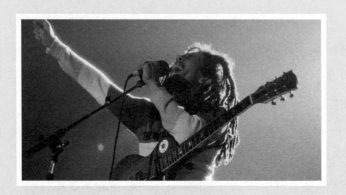

1980년 4월, 짐바브웨 하라레 루파로 경기장에서 열린 독립 기념식에서 열창하고 있는 말리. (출처: Peter Murphy)

고 있었다. 장거리 여행이 병을 악화시킬지 몰랐다. 말리는 말한다. "그러니 더욱 가야 해. 내 생에 이런 기쁜 날이 몇 번이나 있겠어!" 짐바브웨에 노래가 흘렀다. 혼혈로 태어나 빈민가를 울린 목소리는 악신을 정복하고 희망을 전도하는 주문으로 승화한다.

> 친구여. 그들은 나를 억압하려 해. 나는 구속됐고 학대받기도 했지. 하지만 신은 나를 일으켜 세웠어. 그래. 나는 악신 듀피를 정복했어. 난 듀피 정복자야.
> _〈듀피 정복자Duppy Conqueror〉(1971)

책의 피부를 봉합하며

: 의사는 손톱을 기르지 않는다

손톱은 영 귀찮은 존재다. 손톱 밑은 세균이 자라기 쉽고 다듬지 않으면 수술용 장갑을 끼기 불편하다. 그렇기 때문에 외과 의사는 손톱을 짧게 자른다. 필자도 인턴 시절부터 사흘에 한 번씩 손톱을 다듬었다.

숨 가쁜 전공의 시절을 마치고 군의관 신분으로 군대에 입소했다. 대학과 병원에서 성년 대부분을 보낸 나에게 큰 사건이었다. 머리를 짧게 잘랐고 '이격' '격전' '전파' '파지' 같은 군대 용어가 들려왔다. 갓 입학한 학생처럼 적응하기 바빴다.

그러다가 문득, 손톱이 길었다. 수술을 하지 않으니 손톱을 신경 쓰지 못했다. 군대에 있다는 자각은 손톱 길이만큼 늦게 찾아왔다. 가운 대신 입은 군복도, 회진 대신 뛴 행군도, 칼 대신 쥔 총도 손톱만큼 선명히 날 세우지 못했다. 손톱이라는 사소함 덕에 군대에 왔음을 온전히 체감했다.

'신은 사소함에 깃든다.God is in the detail.'

우리는 사소함에 열광한다. 2002년 월드컵을 배경으로 한 드라마에는 스마트폰이 등장하지 않아야 한다. 영화 〈기생충〉은 디테일을 살리기 위해 극 중 부잣집에 200만 원이 넘는 쓰레기통을 배치했다. 반대로 사소함을 놓친 연출은 두고두고 입방아에 오른다.

물론 정말로 신이 디테일에 살기 때문은 아니다. 우리는 초등학교 졸업, 대학교 입학, 결혼, 출산과 같은 굵직한 이벤트가 모여 삶이된다고 생각한다. 하지만 큰 사건을 와 닿게 하는 것은 사소함이 아닐까. 삶이란 뭉뚝한 사건의 분탕질 속에 부지런히 적응한 사소함일지 모른다.

'삶도 사소함에 깃든다.Life is also in the detail.'

이 책은 천재들의 사소함에 주목했고, 사소함을 관찰해 병을 진단해 냈다. 왜 세종은 운동을 기피했으며 말리는 죽을 때까지 암을방치했는지, 모두 사소함에 주목한 질문들이다. 우리는 손톱 같은 사소함을 관찰했기에 그들의 숨겨진 삶을 엿볼 수 있었다. 진단은 사소함에 주목하는 시선이다. 이 시선에는 원인을 밝히겠다는 철저함과환자를 대하는 따뜻함이 함께한다.

우리는 환자를 박해한 괴이한 역사도 자연스레 접할 수 있었다. 신실한 신자 도스토옙스키는 발작 환자라는 이유로 미치광이 취급을 받았고, 난쟁이 화가 로트레크는 장난감처럼 팔릴 뻔했다. 이는의학이라는 과학 속 작은 학문만의 문제가 아니다. 어떤 분야든, 역사를 훑다 보면 2개의 시선을 느낄 수 있다. 하나는 시대가 강제하는 시선이며, 다른 하나는 기술이 밝혀 주는 시선이다.

미학은 시대가 강제하는 시선을 비주얼 레짐^{Visual Regime}이라 하며, 과학 철학은 패러다임^{Paradigm}이라 한다. 시대가 강제하는 시선은 강력해서 사람을 눈뜬장님으로 만들기도 한다. 동양은 오래전부터 하늘의 뜻을 헤아리기 위해 별을 관측했다. 별의 움직임은 곧 신의 말씀이고 천문학은 주술과 괘를 같이했다. 관측 기술은 정교해졌다. 고려 시대의 천체 관측 보고서 《천문지^{天文志}》에는 별똥별이 87회나 기록되어 있다.

놀랍게도 같은 시기 서양의 천체 기록에는 별똥별 언급이 없다. 어떻게 이럴 수 있을까? 중세 서양은 하늘을 완전무결하다고 정의했다. 달 아래 지상계는 비도 오고 천둥도 칠 수 있지만 달 위의 천상계는 천사의 기침조차 용납되지 않았다. 신이 창조한 하늘에서 사고가 터진다니, 누가 이런 불경한 소리를 뱉는단 말인가? 중세 서양은 '하늘은 완전무결하다'는 시선을 강제했다. 서양의 천문학자는 눈뜬장님이 된다. 별똥별을 보고도 '내가 본 것은 구름 조각일 뿐'이라 믿게 된다.

의학도 이런 시선에서 자유로울 수 없었다. 정신병, 간질, 나병 환자는 천벌을 받은 존재로 취급된다. 산 채로 불태우고 격리시켜 마땅했다. 변화한 시대의 새로운 시선은 감금된 악마를 치료가 필요한 환자로 변모시켰다. 비참한 죄인이었던 나병 환자는 세균 감염 환자로, 귀신 들린 간질병은 뇌신경 이상으로 면죄를 받는다.

다른 하나의 시선은 현미경에 비유된다. 보는 것은 과학 발전의 기초다. 아무것도 없다고 생각한 웅덩이에 수많은 생명체가 산다는 사실은 현미경을 통해 밝혀졌다. 의사는 뢴트겐선(엑스레이)으로 뼈를 보고 MRI로 장기를 본다. 학자는 분자 구조를 추적해 약물이 어떻게 작동하는지를 살펴보고, 심지어 기억이 어떻게 형성되는지도 볼 수 있게 됐다.

의학에서 배와 가슴은 오랫동안 도달할 수 없는 영역이었다. 장이 터지고 폐에 구멍이 나도 열어 볼 수 없었다. 마취와 수혈의 발달로 의사는 복부와 흉부를 '볼 수' 있게 됐다. 프리다가 사고를 당한 1925년에는 불가능했던 척추 수술이 20년 뒤인 1946년에는 가능해질 정도로 외과 영역은 급속히 발전한다. 기술이 밝힌 시선은 눈의 기능을 확장시켰다. 역학 연구는 각종 감염병이 어떻게 전파되는지, 통계와 유전학은 우리가 통찰하지 못했던 질병의 흐름이 어떤지 일깨워 줬다.

의학은 축복받은 학문이다. 인류에 도움을 준다는 강력한 장점 덕에 최신 기술을 가장 먼저 적용받는다. 과거 역학과 유전학이 의학에 기여했듯, 인공 지능과 뇌 과학은 빠르게 의학 저변을 넓히고 있다. 얼핏 고루하고 빡빡할 것 같은 의학은 사실 이렇게나 역동적인 학문이다. 관심이 생기는가? 그렇다면 이 책은 충분히 성공했다.

책이 끝났다. 읽던 책의 마지막 장을 덮는 심경은 복잡한 수술 후 상처를 봉합하는 심상과 같다. 수술을 복기하듯 책을 되새김질하고 열린 상처 꿰매듯 책의 마지막 피부를 닫는다. 책이 나오기까지 많은 분의 도움을 받았다. 미완성 원고를 읽으며 조언을 아끼지 않은 가족에게 감사드린다. 칼같은 독설로 조탁한 정민경 기자님, 감각적 어투로 글을 빛낸 이영경 PD님께 감사를 전한다.

책의 원고는 전문의에게도 지식을 제공할 수 있을 정도의 수준을 목표로 작성됐다. 따라서 많은 각과 전문의의 자문을 받았다. 내과 김시호 전문의, 마취통증의학과 김수빈, 김수영 전문의, 산부인과 이경노 전문의, 소아청소년과 이진희 전문의, 신경과 이혜진 전문의, 신경외과 김주환 전문의, 안과 조애린 전문의, 영상의학과 박병진, 배성환, 양우영 전문의, 응급의학과 박희범, 정갑용 전문의, 정신건강의학과 최동렬 전문의, 정형외과 권민수, 김낙철, 장영재, 정은택 전문의, 피부과 김민정, 김정수 전문의의 고진 선처에 감사드린다. 책이 논문이었으면 공동 저자라 생각한다. 또한 미흡한 원고를 책이라는 실물 경제로 창조해 주신 부키 출판사에게도 감사를 전한다.

끝까지 즐겁게 읽어 주신 독자분들께 가장 감사함을 느낀다. 우리는 기억을 공유한다. 치매가 특히 악독한 질병인 이유는 쌍방의 기억을 일방으로 바꾸기 때문이다. 반대로, 우리가 같은 글을 읽고 기억한다면 그만큼 은근한 결속이 있다고 믿는다. 이 책이 여러분의 삶에 짧은 보탬이 되길 빈다.

주
——

CHAPTER 1

세종의 허리: 조선 최고의 리더가 운동을 싫어할 수밖에 없었던 이유

1. 변석미, 탁명림, 강나루, 윤화정, 고우신, A study on Kings' skin diseases of The Annals of the Choson Dynasty, *The Journal of Korean Oriental Medical Ophthalmology & Otolaryngology & Dermatology* 2010;23(3) : 172-201.

2. 김정선, Medicine reflected in the treatments of the Kings in the Chosun period, 서울대학교 대학원, 2005.

3. 세종 즉위년 10월 9일. National Institute of Korean History. The annals of the Joseon Dynasty. [Internet]. National Institute of Korean History, [cited 2020 Jan 10]. Available from: http://sillok.history.go.kr/id/kda_10010009_001

4. https://en.unesco.org/themes/literacy/prizes 세종대왕 문해상(UNESCO King Sejong Literacy Prize)은 문맹을 퇴치하는 데 힘쓴 기관이나 단체에 2년에 한 번씩 수여된다. 추가로, 기록 유산을 보존하고 널리 알린 단체에게 주는 직지심체요절상(Jikji Memory of the World Prize)도 유네스코 주체로 수여되고 있다.

5. 세종 21년 7월 4일. National Institute of Korean History. The annals of the Joseon Dynasty. [Internet]. National Institute of Korean History, [cited 2020 Jan 10]. Available from: http://sillok.history.go.kr/id/

kda_12107004_004

6. Lee, E.H., Ahn, Y.S., Yang, H.J. et al. The Sunspot and Auroral Activity Cycle Derived from Korean Historical Records of the 11th–18th Century. Sol Phys 2004;224, 373–386.

7. Chulsang Yoo, Minkyu Park, Hyeon Jun Kim, Juhee Choi, Jiye Sin, Changhyun Jun, Classification and evaluation of the documentary-recorded storm events in the Annals of the Choson Dynasty (1392–1910), Korea, *Journal of Hydrology*, 2015; 520, 387-396.

8. Shara, M., Iłkiewicz, K., Mikołajewska, J. et al. Proper-motion age dating of the progeny of Nova Scorpii AD 1437. Nature 2017;548, 558–560. 이 논문은 1437년 관측된 전갈자리의 격변 변광성(Cataclysmic variables)의 정체를 추론한다. 여기에 《조선왕조실록》 세종 19년 2월 5일의 기록이 근거로 등장한다. "유성이 하늘 가운데에서 나와서 동북쪽으로 향하여 들어갔는데, 꼬리의 길이가 4, 5척이나 되었다. 햇무리를 하였는데 양쪽에 귀고리를 하였고, 객성(客星)이 처음에 미성(尾星)의 둘째 별과 셋째 별 사이에 나타났는데, 셋째 별에 가깝기가 반 자 간격쯤 되었다. 무릇 14일 동안이나 나타났다."

9. 세종 5년 12월 23일. National Institute of Korean History. The annals of the Joseon Dynasty. [Internet]. National Institute of Korean History, [cited 2020 Jan 10]. Available from: http://sillok.history.go.kr/id/kda_10512023_001

10. 세종 17년 4월 1일. National Institute of Korean History. The annals of the Joseon Dynasty. [Internet]. National Institute of Korean History, [cited 2020 Jan 10]. Available from: http://sillok.history.go.kr/id/kda_11704001_001

11. 세종 23년 4월 4일. National Institute of Korean History. The annals of the Joseon Dynasty. [Internet]. National Institute of Korean Histo-

289

ry, [cited 2020 Jan 10]. Available from: http://sillok.history.go.kr/id/kda_1230404_001

12. 세종 23년 4월 9일. National Institute of Korean History. The annals of the Joseon Dynasty. [Internet]. National Institute of Korean History, [cited 2020 Jan 10]. Available from: http://sillok.history.go.kr/id/kda_1230409_001

13. 세종 31년 12월 3일. National Institute of Korean History. The annals of the Joseon Dynasty. [Internet]. National Institute of Korean History, [cited 2020 Jan 10]. Available from: http://sillok.history.go.kr/id/kda_1311203_001

14. 세종 21년 6월 21일. National Institute of Korean History. The annals of the Joseon Dynasty. [Internet]. National Institute of Korean History, [cited 2020 Jan 10]. Available from: http://sillok.history.go.kr/id/kda_1210621_001

15. 세종 13년 8월 18일. National Institute of Korean History. The annals of the Joseon Dynasty. [Internet]. National Institute of Korean History, [cited 2020 Jan 10]. Available from: http://sillok.history.go.kr/id/kda_1130818_001

16. 세종 20년 4월 28일. National Institute of Korean History. The annals of the Joseon Dynasty. [Internet]. National Institute of Korean History, [cited 2020 Jan 10]. Available from: http://sillok.history.go.kr/id/kda_1200428_001

17. Ha KH, Kim DJ. Trends in the diabetes epidemic in Korea. *Endocrinol Metab*. 2015;30:142-146.

18. Ahn JH, Yu JH, Ko S-H, et al. Prevalence and determinants of diabetic nephropathy in Korea: Korea national health and nutrition examination survey. *Diabetes Metab J*. 2014;38:109-119.

19. Braun J, Sieper J. Ankylosing spondylitis. *Lancet*. 2007;369:1379-1390.

20. Jihwan L. Did Sejong the Great have ankylosing spondylitis? The oldest documented case of ankylosing spondylitis. *International Journal of Rheumatic Disease*.s 2021;24, 203-206. 이는 SCIE급 이상 국제 학술지에서 세종대왕을 다룬 첫 번째 논문이다. 제목은 "세종대왕은 강직성 척추염에 걸렸을까? 세상에서 가장 오래된 강직성 척추염 사례"이다. 가장 오래된 강직성 척추염 환자에 대한 의학적 기술은 1753년이었다. 논문은 1419년 세종대왕에게 강직성 척추염이 발생했으며 이는 문헌에 기록된, 세계에서 가장 오래된 강직성 척추염의 사례라고 주장한다.

21. 세종 24년 8월 24일. National Institute of Korean History. The annals of the Joseon Dynasty. [Internet]. National Institute of Korean History, [cited 2020 Jan 10]. Available from: http://sillok.history.go.kr/id/kda_12408024_001

CHAPTER 2
가우디의 뼈: 천상의 건축가는 왜 하필 해골 집을 지었을까?

1. 안토니 가우디, 이종석 옮김, 《가우디, 공간의 환상》, 다빈치, 2001.

2. 안토니 가우디, 이병기 옮김, 《장식》, 아키트윈스, 2014.

3. 주셉 프란세스크 라폴스 이 폰타날스, 프란세스크 폴게라 이 그라시, 이병기 옮김, 《가우디 1928》, 아키트윈스, 2015.

4. Azevedo VF, Diaz-Torne C. The arthritis of Antoni Gaudí. *J Clin Rheumatol* 2008;14:367–9.

5. FA Aeschlimann, AG Aeschlimann et al. Early Onset of Chronic Rheumatic Disease May Lead to Creative Expression: The Stories of Antoni Gaudí and Maud Lewis. *The Journal of Rheumatology* July 2016, 43 (7) 1436-

1443.

6. 석세일, 이춘기, 백구현, 송광순, 이명철, 이환모, 장재석, 한정수 외,《대한 정형외과학 7판》, 최신의학사, 2013.

7. Matsuo, H., Ichida, K., Takada, T. et al. Common dysfunctional variants in ABCG2 are a major cause of early-onset gout. *Sci Rep.* 2013; 3.

8. Zhang, K., Li, C. ABCG2 gene polymorphism rs2231142 is associated with gout comorbidities but not allopurinol response in primary gout patients of a Chinese Han male population. *Hereditas* 2019; 156, 26.

9. Christopher EM Griffiths, Jonathan NWN Barker, Pathogenesis and clinical features of psoriasis, *The Lancet*, 2007;370(9583), 263-271.

10. Kvien TK, Glennås A, Melby K, Granfors K, Andrup O, Karstensen B, Thoen JE. Reactive arthritis: incidence, triggering agents and clinical presentation. *The Journal of Rheumatology*, 1994, 21(1):115-122l.

11. [cited 2020 Jan 15]. Available from: https://tastingbook.com/vintage/1858

12. Paul S. Kim, Thomas L. Klausmeier, Donald P. Orr, Reactive Arthritis: A Review, *Journal of Adolescent Health*, 2009;44(4) 309-315.

13. Gene H Stollerman. Rheumatic fever. *Lancet* 1997; 349: 935–42.

14. L. Martínez Menguala, J.M. Fernández Menéndeza, G. Solís Sáncheza, M. Fernández Díaza, N. Fernández Gonzáleza y Serafín Málaga Guerrerob. Estudio epidemiológico de artritis idiopática juvenil en el Principado de Asturias: presentación de la casuística en los últimos dieciséis años. *An Pediatr (Barc)*. 2007;66(1):24-30.

15. Berent Prakken, Salvatore Albani, Alberto Martini, Juvenile idiopathic arthritis, *Lancet*, 2011;377(9783), 2138-2149.

16. Zbasnik-Senegacnik M, Kuzman MK. Interpretations of organic architecture. *Prostor* 2014;2:290–301.

CHAPTER 3
도스토옙스키의 발작: 세계적인 대문호가 도박꾼이 된 사연

1. 안나 그리고리예브나 도스토옙스카야, 최호정 옮김, 《도스토옙스키와 함께한 나날들》, 엑스북스, 2018.

2. 석영중, 《매핑 도스토옙스키》, 열린책들, 2019. 도스토옙스키 권위자인 석영중 교수가 도스토옙스키의 자취를 따라 여행을 하며 쓴 글이다. 도스토옙스키의 삶을 생생히 마주할 수 있다.

3. E. H. 카, 김병익, 권영빈 옮김, 《도스또예프스끼 평전》, 열린책들, 2011.

4. Soheyl Noachtar, Jan Rémi, The role of EEG in epilepsy: A critical review, *Epilepsy & Behavior,*, 2009;15(1), 22-33.

5. Mauro Pettorruso, Luisa De Risio, Giovanni Martinotti, Marco Di Nicola, Filippo Ruggeri, Gianluigi Conte, Massimo Di Giannantonio, Luigi Janiri, "Targeting the Glutamatergic System to Treat Pathological Gambling: Current Evidence and Future Perspectives", *BioMed Research International*, 2014; 11.

6. M. Foster Olive, Richard M. Cleva, Peter W. Kalivas, Robert J. Malcolm, Glutamatergic medications for the treatment of drug and behavioral addictions, *Pharmacology Biochemistry and Behavior*, 2012;100(4), 801-810.

7. Sarah W. Yip, Marc N. Potenza, Treatment of Gambling Disorders. *Current Treatment Options in Psychiatry* (2014) 1:189–203.

8. Susanne Storrier, Roy G. Beran, Compulsive gambling possibly associated with antiepileptic medication, *Epilepsy & Behavior Case Reports*, 2014;2, 15-16.

9. Freud, Sigmund. Dostoïevski et le parricide [1928], *Revue française de psychosomatique*, 2011;39(1), 109-125.

10. Emmanouil Magiorkinis, Kalliopi Sidiropoulou, Aristidis Diamantis, Hall-marks in the history of epilepsy: Epilepsy in antiquity, *Epilepsy & Behavior*, 2010(17) 103–108.

11. Shaw Joseph L, Bilateral Posterior Fracture-Dislocation of the Shoulder and Other Trauma Caused by Convulsive Seizures. *The Journal of Bone & Joint Surgery*,1971; 53(7) 1437-1440.

12. Michael R. Sperling, Michael J. O'Connor, Auras and subclinical seizures: Characteristics and prognostic significance, *Annals of Neurology*, 1990;23(3), 320-328.

13. Christopher M. Heckscher, A Nearctic-Neotropical Migratory Songbird's Nesting Phenology and Clutch Size are Predictors of Accumulated Cyclone Energy, *Scientific Reports*, 2018; 8. 개똥지빠귀의 경이로운 예측 능력을 다룬 논문. 넷플릭스 다큐멘터리 시리즈 〈커넥티드: 세상을 잇는 과학〉 1회에 논문의 저자가 출연한다. 이 다큐멘터리 시리즈는 정말 흥미롭다! 독자들에게 강력 추천한다.

14. Voskuil, P. H. A. (2013). Epilepsy in Dostoevsky's Novels. *Frontiers of Neurology and Neuroscience*, 2013; 195–214. 도스토옙스키의 소설 속 간질 발작을 철저하게 조사한 논문이다. 한눈에 들어오는 표가 있으며 간질 발작의 양상에 따른 흥분 신경 세포군의 위치도 분석해 두었다.

15. Udaya Seneviratne, Fyodor Dostoevsky and his falling sickness: A critical analysis of seizure semiology, *Epilepsy & Behavior*, 2010;18, 424–430.

16. F. Bartolomei, S. Lagarde, D. Scavarda, R. Carron, C.G. Bénar, F. Picard, The role of the dorsal anterior insula in ecstatic sensation revealed by direct electrical brain stimulation, *Brain Stimulation*, 2019;12(5), 1121-1126.

17. 세종 21년 10월 4일. National Institute of Korean History. The annals of the Joseon Dynasty. [Internet]. National Institute of Korean Histo-

ry, [cited 2020 Jan 10]. Available from: http://sillok.history.go.kr/id/kda_12110004_003

18. W. L. Thompson, Management of alcohol withdrawal syndromes, *Archives of internal medicine*, 1978;138(2), 278.

CHAPTER 4

모차르트의 부종: 음악 신동의 사인은 질투인가 돼지고기인가?

1. Paul Moseley. Mozart's Requiem: A Revaluation of the Evidence. *Journal of the Royal Muscical Association*. 1989; 114, 203-237.

2. Jan V. Hirschmann. What Killed Mozart? *Arch Internal Med*. 2001;161(11):1381-1389.

3. 제러미 시프먼, 임선근 옮김, 《모차르트》, 포노, 2010. 모차르트는 아버지에게 자주 꾸지람을 들었다. 잔소리가 없는 날에는 혹시나 더 큰 꾸중이 기다리고 있을까 봐 걱정했다. 모차르트는 이 '예견된 호통'을 피하기 위해 잠들기 전 어떻게든 아버지의 비위를 맞추려고 거실에서 악기를 연주하고 노래를 부르며 재롱을 부렸다고 한다.

4. 볼프강 아마데우스 모차르트, 김유동 옮김, 《모차르트의 편지》, 서커스, 2018.

5. 알렉산드르 푸시킨, 보리스 고두노프, 조주관 옮김, 《모차르트와 살리에리》, 지식을만드는지식, 2020.

6. Franzen, C. Syphilis in composers and musicians—Mozart, Beethoven, Paganini, Schubert, Schumann, Smetana. *Eur J Clin Microbiol Infect Dis*. 2008; 27, 1151–1157.

7. Bruce M. Rothschild. History of Syphilis. *Clinical Infectious Diseases*. 2005;40, 1454–1463.

8. E. Pozio, L. Rinaldi, G. Marucci, V. Musella, Hosts and habitats of Trich-
    inella spiralis and Trichinella britovi in Europe, *International Journal for
    Parasitology*, 2009;39-1, 71-79.

9. Hans Mersmann, 《Letters of Wolfgang Amadeus Mozart》, Dover Publica-
    tions, 1972. 모차르트의 편지를 엮은 책은 무수히 많다. 모차르트가 기생
    충 감염에 의해 사망했을 것이라고 주장한 논문의 저자는 1791년 10월 7일
    편지에 '포크커틀릿을 먹었다'고 논문에 인용했는데, 이는 심각한 오류
    다. 국내 출판 서적과 영문판 서적 대부분에서는 그저 '커틀릿'으로만 표
    기되어 있다. 어떤 번역서에는 '철갑상어(용상어)'를 먹었다고 번역하기도
    한다.

10. Lonnie Johnson, 《Introducing Austria: A short history》, Ariadne Press,
    1989.

11. 김용남, 《대화로 풀고 세기로 엮은 대세 세계사 2》, 로고폴리스, 2017.

12. Tsung O. Cheng. Mozart's rheumatic heart disease and probable infective
    endocarditis. *International Journal of Cardiology*. 2010;141-2, 121.

13. Martin Hatzinger. Jürgen Hatzinger. Michael Sohn. Wolfgang Amadeus
    Mozart: the death of a genius. *Acta medico-historica Adriatica*. 2013;11-
    1, 149-158.

14. Gaskill, Neil., Guido, Bruce., Mago, Cynthia. Recurrent adult onset He-
    noch-Schonlein Purpura: a case report. *Dermatology Online Journal*.
    2016.

15. Richard H.C. Zegers., Andreas Weigl., Andrew Steptoe. The Death of
    Wolfgang Amadeus Mozart: An Epidemiologic Perspective. *Annals of In-
    ternal Medicine*. 2009. 잘 쓴 논문 제목은 연구 대상과 방법을 선명하게
    드러내고 학자로 하여금 읽고 싶게 만든다. 이 논문 제목은 그 모두를 충
    족시킨다. 물론 내용도 좋다.

16. Bernardo Rodriguez-Iturbe and James M. Musser. The Current State of

Poststreptococcal Glomerulonephritis. *JASN*. 2008; 19(10), 1855-1864.

17. 템포 루바토는 이탈리아어로 '훔쳐진 시간'을 뜻한다. 낮은 음표는 박자를 정확히 지키며 진행하고 높은 음표는 앞뒤 음표의 길이를 당기거나 밀며(그래서 훔쳤다는 표현을 쓴다) 치는 주법이다. 쇼팽과 같은 낭만주의 시절에는 엄격함을 벗어나 낮은음 역시 흐름에 따라 흐드러지게 연주하기도 한다. 낭만주의 이전인 모차르트 시대에는 보다 엄격하게 루바토 템포를 지켰다.

CHAPTER 5
로트레크의 키: 물랭 루주의 천재 화가는 왜 난쟁이로 태어났을까?

1. 앙리 페뤼쇼, 강경 옮김, 《로트렉, 몽마르트르의 빨간 풍차》, 다빈치, 2009.
2. 게르트 호르스트 슈마허, 이내금 옮김, 《신화와 예술로 본 기형의 역사》, 자작나무(송학), 2001.
3. 베르너 숄츠, 황선상 옮김, 《힌두교》, 예경, 2007.
4. 연산 3년 2월 14일. National Institute of Korean History. The annals of the Joseon Dynasty. [Internet]. National Institute of Korean History, [cited 2020 Jan 10]. Available from: http://sillok.history.go.kr/id/kja_10302014_003
5. 세라 스즈키, 강나은 옮김, 《툴루즈 로트레크의 파리》, 알에이치코리아(RHK), 2015.
6. 버나드 덴버, 이윤희 옮김, 《툴루즈로트레크》, 시공아트, 2014.
7. Pierre Maroteaux., Maurice Lamy. The Malady of Toulouse-Lautrec. *JAMA*. 1965;191(9):715-717.
8. Kligman et al, 《Nelson textbook of pediatrics 20th edition》, Elsevier,

2016.

9. 안효섭, 신희영 외, 《홍창의 소아과학 11판》, 미래, 2016.

10. 최인호, 정진엽, 조태준, 유원준, 박문석 외, 《이덕용 소아정형외과학 4판》, 군자출판사, 2014. 드라마 〈왕좌의 게임〉에 티리온 라니스터라는 난쟁이 캐릭터가 등장한다. 엄청난 재력가 집안에서 태어나 아버지로부터 버림받고 사창가 여인에게 배신당하며 매일 술을 찾는 이 캐릭터와 로트레크의 삶은 너무나 흡사하다. 작가가 난쟁이 캐릭터를 만들기 위해 로트레크의 삶을 차용했으리라 확신한다. 유럽에서는 로트레크가 '골 형성 부전증 환자일 것'이라는 설이 가장 유명한데, 이들 환자의 흰자위는 파란 경우가 많다. 소설 속 악마 'White Walker'의 눈처럼 말이다.

11. Sara C. Cooper., Catherine M. Flaitz., Dennis A. Johnston., Brendan Lee., Jacqueline T. Hecht. A natural history of cleidocranial dysplasia. *American Journal of Medical Genetics*. 2001;104(1), 1-6.

12. Pemberton T.J., Rosenberg N.A. Population-Genetic Influences on Genomic Estimates of the Inbreeding Coefficient: A Global Perspective. *Hum Hered* 2014;77:37-48.

13. Muneera Al Husain., Muneera Al Bunyan. Consanguineous marriages in a Saudi population and the effect of inbreeding on prenatal and postnatal mortality. *Annals of Tropical Paediatrics*. 1997; 17(2).

14. Maroteaux, P. Toulouse–Lautrec's diagnosis. *Nature Genetics*. 1995;11, 362.

15. Christos S. Bartsocas. Pycnodysostosis: Toulouse-Lautrec's and Aesop's disease? *Hormones* 2002, 1(4):260-262. 이 논문은 《이솝 우화》를 쓴 이솝 역시 피크노디소스토시스를 앓았을지 모른다고 추론한다. 물론 그 증거는 빈약하다. 하지만 피크노디소스토시스가 언제부터 역사에 등장했는지를 역추적하는 과정은 흥미롭다.

16. Elmore stanley M. Pycnodysostosis: A Review. *The Journal of Bone &*

Joint Surgery. 1967; 49(1) 153-162. 의학은 완전하지 못하다. 그렇기 때문에 주기적으로 질병을 되짚어 보고, 토론하고, 그동안 연구된 논문들을 집대성하여 정보를 최신화시켜야 한다. 이를 리뷰(review) 논문이라고 한다. 이 논문은 피크노디소스토시스라는 새로운 질병을 찾아낸 이후 처음 쓰인 리뷰 논문이다. 서술부터 결론까지 깔끔하다. 유전학적 진단 도구가 부족하던 시절, 유전 질환을 어떤 식으로 평가했는지 궁금하다면 읽어 보길 추천한다.

17. Bruce D. Gelb., Guo-Ping Shi., Harold A. Chapman, Robert J. Desnick. Pycnodysostosis, a Lysosomal Disease Caused by Cathepsin K Deficiency. *Science* 1996: 273(5279) 1236-1238.

18. Frey, J. What dwarfed Toulouse–Lautrec?. *Nat Genet* 1995;10, 128–130. 프레이는 로트레크의 전기를 쓴 작가다. 프레이는 로트레크의 삶을 추적해 가며 '그가 정말 피크노디소스토시스 환자인지' 의문이 들었고 이를 정리해 과학 잡지 《네이처》에 투고했다. 대부분의 학술지는 위인의 전기를 바탕으로 한 논문을 받지 않으나 프레이의 글은 충분한 설득력이 있어 실리게 됐다.

19. Frey, J, 《In reply: Toulouse–Lautrec's diagnosis》, *Nature Genetics*, 1995.

20. Angus Hodder., Catherine Huntley., Jeffrey K. Aronson., Manoj Ramachandran. Pycnodysostosis and the making of an artist. *Gene*. 2015;555(1), 59-62.

CHAPTER 6
니체의 두통: 실존 철학의 선구자는 어쩌다 정신 병원에 입원했을까?

1. 뤼디거 자프란스키, 오윤희, 육혜원 옮김, 《니체 그의 사상 전기》, 꿈결, 2017.

2. 이진우, 《니체-알프스에서 만난 차라투스트라》, 아르테, 2018.

3. 질 들뢰즈, 박찬국 옮김, 《들뢰즈의 니체》, 철학과현실사, 2007.

4. 도날드 J. 그라우트, 클로드 V. 팔리스카, J. 피터 부르크홀더, 전정임, 민은기, 오지희, 이희경, 정경영, 차지원 옮김, 《그라우트의 서양 음악사 7판》 (하), 이앤비플러스, 2007.

5. 정영도, 《니체 vs 바그너》, 세창출판사, 2019.

6. Christopher M. Owen, Carlo Schaller, Devin K. Binder. The madness of Dionysus: a neurosurgical perspective on Friedrich Nietzsche. *Neurosurgery*, 2007;61(3) 626–632.

7. D Hemelsoet, K Hemelsoet, D Devreese. The neurological illness of Friedrich Nietzsche. *Acta neurologica belgica*, 2008;108, 9-16.

8. Charles André, André Rangel Rios. Furious Frederich: Nietzsche's neurosyphilis diagnosis and new hypotheses. *Arq Neuropsiquiatr* 2015;73(12):1041-1043.

9. M. Orth, M. R. Trimble. Friedrich Nietzsche's mental illness: general paralysis of the insane vs. frontotemporal dementia. *Acta Psychiatr Scand* 2006: 439–445. 이 논문은 니체의 폭발적인 창의성이 질병과 연관이 있다고 주장한다.

10. Stephen Perrig, Julien Bogousslavsky, Panteleimon Giannakopoulos. Friedrich Nietzsche and his Illness: A Neurophilosophical Approach to Introspection. *Journal of the History of the Neurosciences*. 2013; 22(2), 174-182.

11. C Koszka. Friedrich Nietzsche (1844–1900): a classical case of mitochondrial encephalomyopathy with lactic acidosis and stroke-like episodes (MELAS) syndrome? *Journal of Medical Biography*. 2009;17: 161–164.

12. M Timmermans, J Carr. Neurosyphilis in the modern era. *J Neurol Neurosurg Psychiatry* 2004;75:1727–1730.

13. 미셸 푸코, 이규현 옮김,《광기의 역사》, 나남출판, 2020. 이 책은 미셸 푸코의 박사 학위 논문이다. 학위 논문이 베스트셀러가 되다니 놀랍지 않은가? 심지어 이 논문은 스웨덴 웁살라대학교 심사에서는 탈락했다.

14. 수전 손택, 이재원 옮김,《은유로서의 질병》, 이후, 2020. 의학에 관심이 있는 모든 분께 이 책을 추천한다. 필자는 이 책이 서사 의학(Narrative Medicine)의 시초라고 생각한다.

15. Marin, O. Developmental timing and critical windows for the treatment of psychiatric disorders. *Nature Medicine*, 2016; 22, 1229-1238.

16. Hoffmann, F., Koehne, S., Steinbeis, N., Dziobek, I., & Singer, T. Preserved self-other distinction during empathy in autism is linked to network integrity of right supramarginal gyrus. *Journal of Autism and Developmental Disorders*, 2016; 46, 637-648.

17. Rogério Paes Henriques. Turin's breakdown: Nietzsche's pathographies and medical rationalities. *Ciência & Saúde Coletiva*, 2018;23(10):3421-3431.

18. Ilaria Di Donato, Silvia Bianchi, Nicola De Stefano et al. Cerebral Autosomal Dominant Arteriopathy with Subcortical Infarcts and Leukoencephalopathy (CADASIL) as a model of small vessel disease: update on clinical, diagnostic, and management aspects. *BMC Medicine* (2017) 15:41. 카다실을 발견하게 된 배경이 기록된 논문이다.

19. 마르틴 하이데거, 박찬국 옮김,《니체 1》, 길, 2010.

20. 게르트 호르스트 슈마허, 이내금 옮김,《신화와 예술로 본 기형의 역사》, 자작나무(송학), 2001.

CHAPTER 7

모네의 눈: 인상파의 거장이 추상화처럼 그릴 수밖에 없었던 까닭은?

1. 허나영,《모네-빛과 색으로 완성한 회화의 혁명》, 아르테, 2019.

2. 김광우,《마네와 모네》, 미술문화, 2017.

3. 에르스트 H. 곰브리치, 백승길, 이종숭 옮김,《서양 미술사》, 예경, 2003.

4. 제임스 H. 루빈, 김석희 옮김,《인상주의》, 한길아트, 2001.

5. James G. Ravin, Monet's Cataracts. *JAMA*. 1985;254(3):394-399.

6. Penny A Asbell, Ivo Dualan, Joel Mindel, Dan Brocks, Mehdi Ahmad, Seth Epstein, Age-related cataract, *The Lancet*, 2005;365(9459) 599-609.

7. Anna Gruener. The effect of cataracts and cataract surgery on Claude Monet. *British Journal of General Practice* 2015; 65 (634): 254-255.

8. Michael F. Marmor. Ophthalmology and Art: Simulation of Monet's Cataracts and Degas' Retinal Disease. *Arch Ophthalmol*. 2006;124(12):1764-1769. 처음으로 백내장에 걸린 모네의 눈을 시뮬레이션하여 보여 준 논문이다.

9. Leske MC, Chylack LT, Wu S. The Lens Opacities Case-Control Study: Risk Factors for Cataract. *Arch Ophthalmol*. 1991;109(2):244–251.

10. 월터 아이작슨, 신봉아 옮김,《레오나르도 다빈치》, 아르테, 2019.

11. Apple DJ. Sir Nicholas Harold Lloyd Ridley: 10 July 1906 - 25 May 2001. Biographical Memoirs of Fellows of the Royal Society. *Royal Society (Great Britain)*, 2007; 53, 285-307.

12. M F Marmor. Vision, eye disease, and art: 2015 Keeler Lecture. *Eye*. 2016; 30, 287–303.

13. 데브라 N. 맨코프, 김잔디 옮김,《모네가 사랑한 정원》, 중앙북스, 2016.

14. Russell Lane, Nessay Carey, Richard Orrell, Richard T Moxley III. Claude Monet's vision. *Lancet*. 1997;349(9053), 734. 이 책에서 다루지는 않았지

만 신선한 주장이기에 주에 넣어 두었다. 이 논문은 모네의 백내장이 근긴장성 이영양증(myotonic dystrophy)의 합병증일 가능성이 있다고 주장한다.

CHAPTER 8
프리다의 다리: 자화상의 대가는 왜 자기 자신을 붉은 과일로 그렸을까?

1. A Fidyk, D St Georges. Lessons from Birds, Bones, and the Body. *Artizein: Arts and Teaching Journal*, 2020; 91.

2. J.M.G. 르 클레지오, 백선희 옮김, 《프리다 칼로 & 디에고 리베라》, 다빈치, 2011.

3. Walter R. Dowdle Stephen L. Cochi. Global Eradication of Poliovirus:History and Rationale. Molecular Biology of Picornavirus.c2002, chapter 38.

4. E Biziagos, J Passagot, J M Crance, R Deloince. Long-term survival of hepatitis A virus and poliovirus type 1 in mineral water. *Journal of Clinical Microbiology*. 1988;54(11), 2705-2710.

5. Stuart Blume, Ingrid Geesink. A Brief History of Polio Vaccines. *Science*. 2000:288(5471), 1593-1594.

6. 프리다 칼로, 안진옥 옮김, 《프리다 칼로, 내 영혼의 일기》, 비엠케이, 2016.

7. D. Lomas, R. Howell. Medical imagery in the art of Frida Kahlo. *BMJ*. 1989; 299(6715), 1584–1587.

8. 아르놀트 판 더 라드, 제효영 옮김, 《메스를 잡다》, 을유문화사, 2018.

9. 이재담, 《무서운 의학사》, 사이언스북스, 2020.

10. 석세일, 이춘기, 백구현, 송광순, 이명철, 이환모, 장재석, 한정수 외, 《대한 정형외과학 7판》, 최신의학사, 2013. 뼈와 관절, 근육을 다루는 정형외

과학은 다른 의학에 비해 뒤늦게 발전했다. 현대에는 교통사고 등 강력한 힘에 의해 다치는 일이 빈번하지만 과거에는 뼈가 부러질 정도로 강한 외상을 받는 일은 드물었다. 과거의 정형외과학은 결핵이나 매독, 소아마비 등에 걸린 어린아이들의 굽어진 뼈를 곧게 만드는 것에 초점이 맞춰져 있었다. 1741년 프랑스의 의사 니컬러스 안드레(Nicholas Andre)는 처음으로 정형외과학(orthopedics)이라는 단어를 제안했는데, 이 용어의 어원 역시 '바로 세우다'는 뜻을 가진 그리스어 'orthos'와 아이를 의미하는 'paidos'를 붙여 만든 단어다. 현대적 의미의 정형외과학은 제1차 세계 대전과 마취의 발명 이후 급속도로 발전했다.

11. Ronald Miller, Lars Eriksson, Lee Fleisher, Jeanine Wiener-Kronish, Neal Cohen, William Young et al, 《Miller's Anesthesia 8th Editions》, Elsevier, 2014.

12. Dariush D Farhud, Marjan Zarif Yeganeh. *Iran J Public Health*. 2013; 42(1): 1–6.

13. R.B. Gunderman, C.M. Hawkins. The Self-Portraits of Frida Kahlo. *Radiology*, 2008;247(2) 338-355.

14. Carol A. Courtney, Michael A. O'Hearn, Carla C. Franck et al. Frida Kahlo: Portrait of Chronic Pain. *Physical Therapy*, 2017;97(1), 90–96.

15. Valmantas Budrys. Frida Kahlo's neurological deficits and her art. Progress in Brain Research, *Elsevier*, 2013;203, 241-254.

16. Thomas B. Cole, Portrait of Virginia-Frida Kahlo, *JAMA*. 2016; 316(11):1136-1137.

CHAPTER 9
퀴리의 피: 노벨상 2회 수상 과학자가 정말 방사능의 위험을 몰랐을까?

1. 데이비드 린들리, 이덕환 옮김,《볼츠만의 원자》, 승산, 2003. 볼츠만의 일생을 다룬 전기임에도 불구하고 엔트로피 개념을 이만큼 명확히 설명한 책은 드물다.
2. 바바라 골드스미스, 김희원 옮김,《열정적인 천재, 마리 퀴리》, 승산, 2009.
3. 에브 퀴리, 조형희 옮김,《마담 퀴리》, 자음과모음, 2006.
4. 싯다르타 무케르지, 이한음 옮김,《암: 만병의 황제의 역사》, 까치, 2011. 의예과생에게 교양 서적 한 권만 추천할 수 있다면 주저 없이 이 책을 추천한다.
5. Sir Richard Doll. Hazards of ionising radiation: 100 years of observations on man. *British Journal of Cancer*. 1995; 72, 1339-1349.
6. Rajamanickam Baskar, Kuo Ann Lee, Richard Yeo, Kheng-Wei Yeoh, Cancer and Radiation Therapy: Current Advances and Future Directions. *Int J Med Sci*. 2012; 9(3), 193–199.
7. 데니스 브라이언, 전대호 옮김,《퀴리 가문》, 지식의숲(넥서스), 2008.
8. Rroentgen, W. C., On a new kind of rays. Resonance, 2005, 10(6), 89–95.
9. Thos. Glover Lyon, Roentgen's rays as a vure for disease, *Lancet*, 1896; 326.
10. Akulapalli Sudhakar, History of Cancer, Ancient and Modern Treatment Methods, *J Cancer Sci Ther*. 2009;1(2), 1–4.
11. Emil H. Grubbé, Priority in the Therapeutic Use of X-rays, *Radiology*, 1933;21(2).
12. Manuel Lederman, The early history of radiotherapy: 1895–1939, *International Journal of Radiation Oncology*Biology*Physics*, 1981;7(5), 639-

648.

13. Kaplan, H. G., Malmgren, J. A., & Atwood, M. K., Increased incidence of myelodysplastic syndrome and acute myeloid leukemia following breast cancer treatment with radiation alone or combined with chemotherapy: a registry cohort analysis 1990-2005. *BMC Cancer*, 2011; 11(1).

14. Richard Doll, Hazards of ionising radiation: 100 years of observations on man, *British Journal of Cancer (1995)* 72, 1339-1349.

15. Colplan J, Post Em, Richman RA, Grimes CT, Hearing Loss After Therapy With Radiation. *Am J Dis Child*. 1981;135(11):1066–1067.

16. Stuart C. Finch, Radiation-induced leukemia: Lessons from history, *Best Practice & Research Clinical Haematology*, 2007;(20)1, 109-118.

17. A Lomax, Intensity modulation methods for proton radiotherapy, *Phys. Med. Biol*. ;(44), 185.

CHAPTER 10
말리의 피부: 희망을 노래한 레게의 대부는 왜 암을 방치했을까?

1. https://jis.gov.jm/information/jamaican-history/ 자메이카 정부가 운영하는 페이지다. 읽다 보면 놀란다. 콜럼버스 침략 이전 역사는 거의 다루지 않으며, 영국 해적이 자메이카 침공을 '성공적으로 이끌었다(led a successful attack on Jamaica)'고 기술한다.

2. 스티븐 데이비스, 이경하 옮김, 《밥 말리-노래로 태어나 신으로 죽다》, 여름언덕, 2007. 어린이 위인전을 제외하면 유일하게 밥 말리의 일생을 한국어로 접할 수 있는 자서전이다. 지금은 절판됐다.

3. Timothy White, 《Catch a Fire: The Life of Bob Marley》, Henry Holt and Company, 2006. 위에 언급된 책은 밥 말리를 취재한 기자가 그의 사망에

맞춰 급하게 썼다는 느낌을 지우기 힘들다. 이 책은 좀 더 균형 잡힌 시각에서 밥 말리를 다뤘다.

4. 카프 데이비슨, 〈리마스터드: 누가 밥 말리를 쏘았나〉, 넷플리스 제공, 2018. 원제는 말리의 노래 〈난 보안관을 쐈어(I shot the sherrif)〉를 변형한 〈누가 보안관을 쐈나?(who shot the sherrif?)〉다. 말리가 아이유만큼 유명한 해외에서는 누구나 이해하는 재치 있는 제목이지만 상대적으로 그리 알려지지 않은 한국에서는 보다 직관적인 제목을 달았다.

5. 권용립, 《미국 외교의 역사》, 삼인, 2010.

6. Tracie Egan et al. Skin Cancer: Current and Emerging Trends in Detection and Treatment. The Rosen Publishing Group, Inc, 2005.

7. Phan, A., et al. Acral lentiginous melanoma: a clinicoprognostic study of 126 cases. *British Journal of Dermatology* 155.3 (2006): 561-569.

8. Bradford, Porcia T., et al. Acral lentiginous melanoma: incidence and survival patterns in the United States, 1986-2005. *Archives of dermatology* 145.4 (2009): 427-434.

9. Wada, Maiko, et al. Acral lentiginous melanoma versus other melanoma: a single-center analysis in Japan. *The Journal of dermatology* 44.8 (2017): 932-938.

10. Zakhem, George A., Catherine C. Motosko, and Roger S. Ho. How should artificial intelligence screen for skin cancer and deliver diagnostic predictions to patients?. *JAMA dermatology* 154.12 (2018): 1383-1384.

11. Nakamura, Yoshiyuki, and Yasuhiro Fujisawa. Diagnosis and management of acral lentiginous melanoma. *Current treatment options in oncology* 19.8 (2018): 1-11.

12. Schadendorf, Dirk, et al. Melanoma. *Nature reviews Disease primers* 1.1 (2015): 1-20. 피부암에 대한 전반적인 이해를 원한다면 이 논문을 가장 추천한다.